国家中医优势专科和张志明国家级名中医工作室

临床常见内分泌疾病
中医诊疗指南及经典案例

张东鹏　连琯　谢卓霖　主编

LINCHUANG CHANGJIAN

NEIFENMI JIBING

ZHONGYI ZHENGLIAO ZHINAN JI JINGDIAN ANLI

U0253828

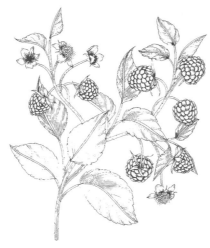

甘肃科学技术出版社

甘肃·兰州

图书在版编目(CIP)数据

临床常见内分泌疾病中医诊疗指南及经典案例/张
东鹏，连瑄，谢卓霖主编. —— 兰州：甘肃科学技术出版
社，2024.10
ISBN 978-7-5424-3200-1

Ⅰ．①临… Ⅱ.①张… ②连… ③谢… Ⅲ.①内分泌
病－中医治疗法 Ⅳ.① R259.8

中国国家版本馆CIP数据核字(2024)第107724号

临床常见内分泌疾病中医诊疗指南及经典案例

张东鹏　连瑄　谢卓霖　主编

责任编辑　李叶维
封面设计　孟孜铭

出　　版　甘肃科学技术出版社
社　　址　兰州市城关区曹家巷1号　730030
电　　话　0931-2131575　（编辑部）　0931-8773237　（发行部）

发　　行　甘肃科学技术出版社　　　印刷　甘肃兴业印务有限公司
开　　本　787毫米×1092毫米 1/16　　印张 16.5　字数 370 千
版　　次　2024年10月第1版
印　　次　2024年10月第1次印刷
印　　数　1~1900
书　　号　ISBN 978-7-5424-3200-1　　定价 198.00元

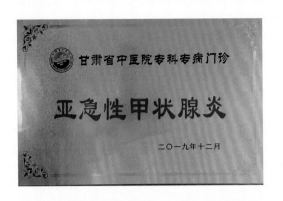

甘肃省中医院专科专病门诊

亚急性甲状腺炎

二〇一九年十二月

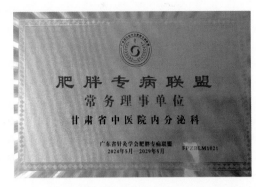

肥胖专病联盟
常务理事单位

甘肃省中医院内分泌科

广东省针灸学会肥胖专病联盟
2024年5月—2029年5月　　FPZBLM1021

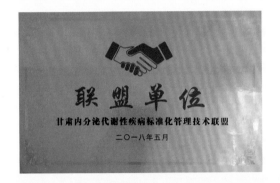

联盟单位

甘肃内分泌代谢性疾病标准化管理技术联盟

二〇一八年五月

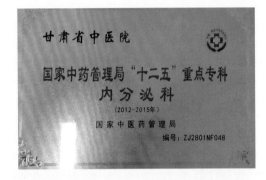

甘肃省中医院

国家中药管理局"十二五"重点专科
内分泌科

(2012-2015年)

国家中医药管理局

编号：ZJ2801NF048

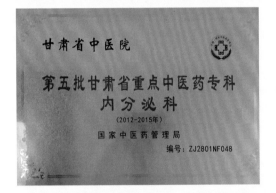

甘肃省中医院

第五批甘肃省重点中医药专科
内分泌科

(2012-2015年)

国家中医药管理局

编号：ZJ2801NF048

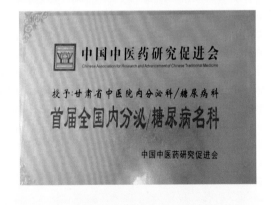

中国中医药研究促进会
Chinese Association for Research and Advancement of Chinese Traditional Medicine

授予：甘肃省中医院内分泌科/糖尿病科

首届全国内分泌/糖尿病名科

中国中医药研究促进会

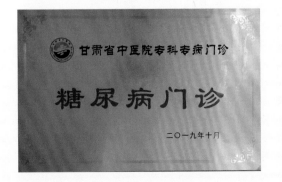

甘肃省中医院专科专病门诊

糖尿病门诊

二〇一九年十月

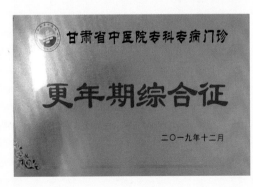

甘肃省中医院专科专病门诊

更年期综合征

二〇一九年十二月

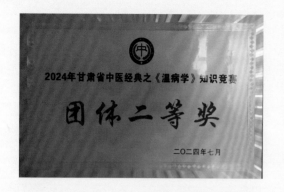

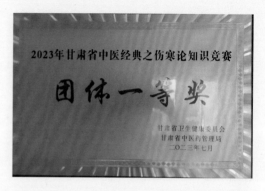

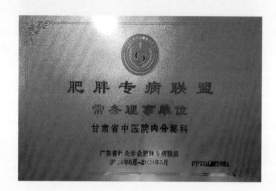

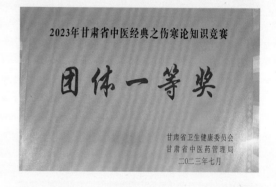

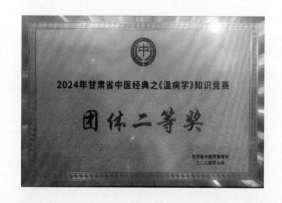

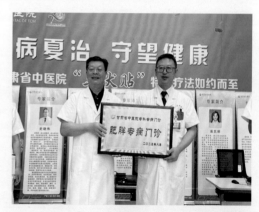

肥胖门诊授牌，张志明、张东鹏

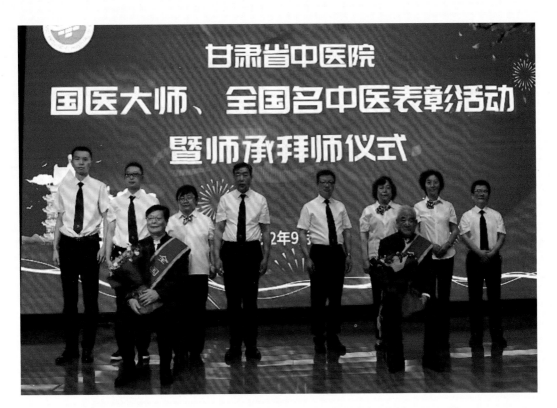

拜师

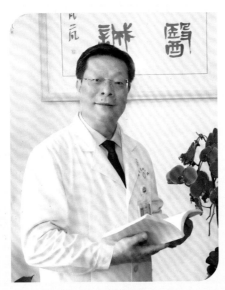

张志明

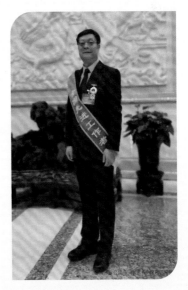

张志明获全国先进工作者

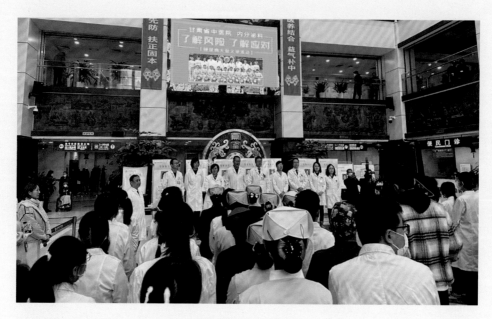

2023年世界糖尿病日

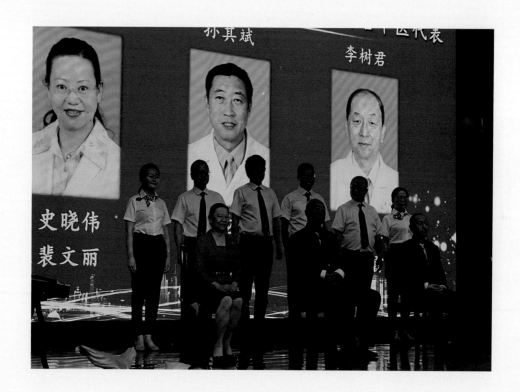

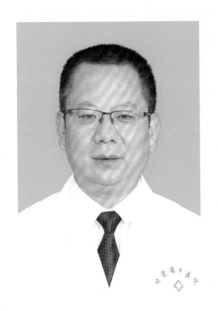
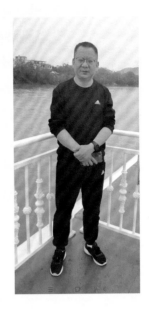

甘德成

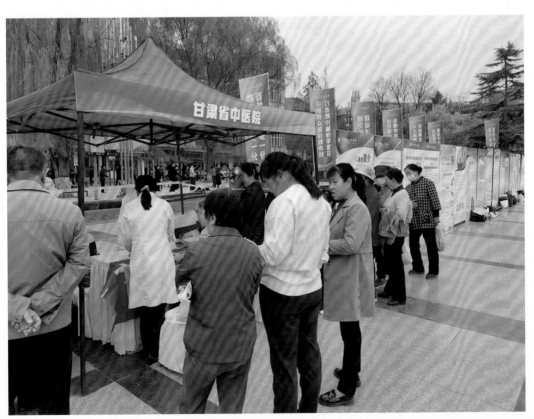

广场义诊

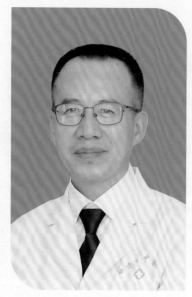

连琯

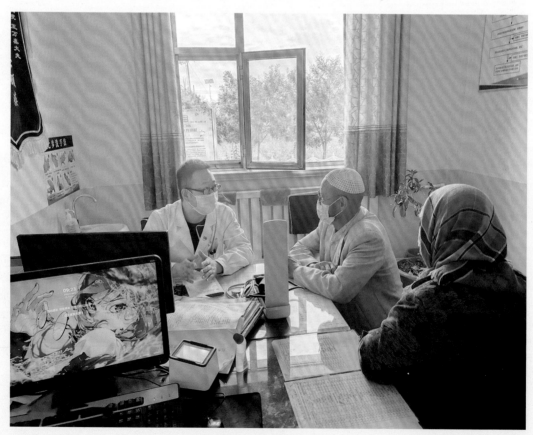

临夏义诊

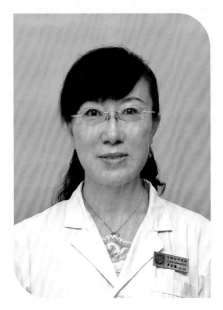

芦少敏

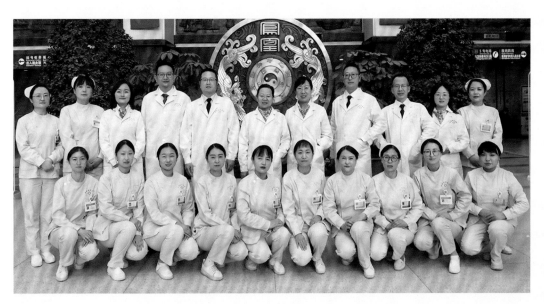

内分泌科合影

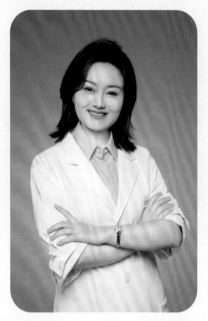

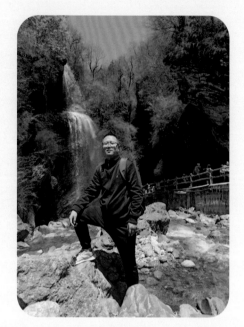

裴文丽　　　　　　　　　　　　　史晓伟

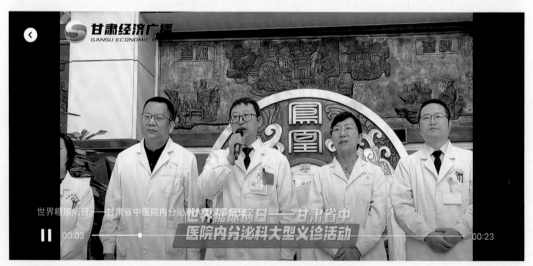

世界糖尿病日内分泌联合义诊

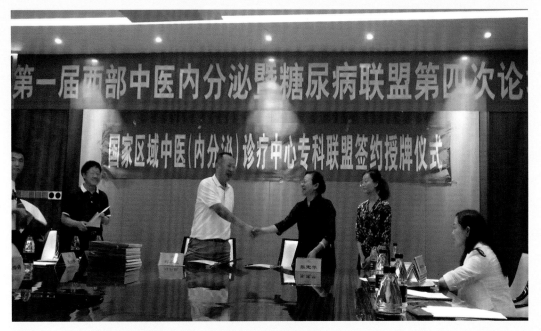

西部内分泌联盟

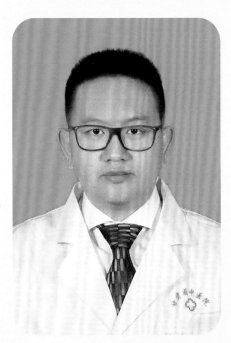

谢卓霖

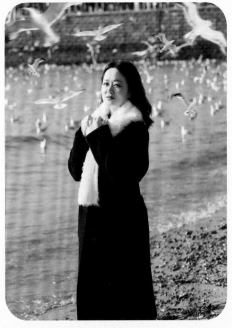

王黎

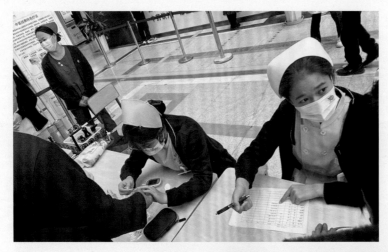

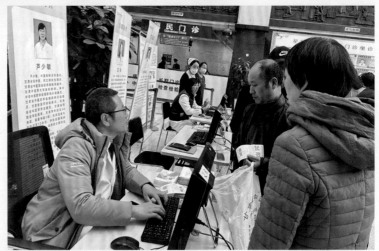

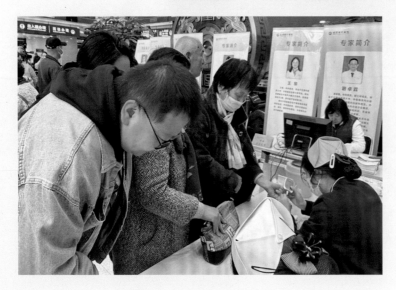

义　诊

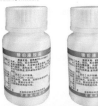

糖前康胶囊
TANGQIANKANGJIAONANG

处方来源：张定华主任医师经验方　推荐指数 ★★★★

院内制剂糖前康胶囊

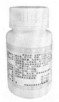

亚甲康胶囊
YAJIAKANGJIAONANG

处方来源：张定华主任医师经验方　推荐指数 ★★★★

院内制剂亚甲亢胶囊

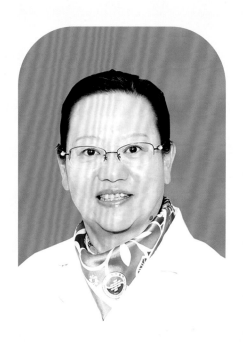

张定华

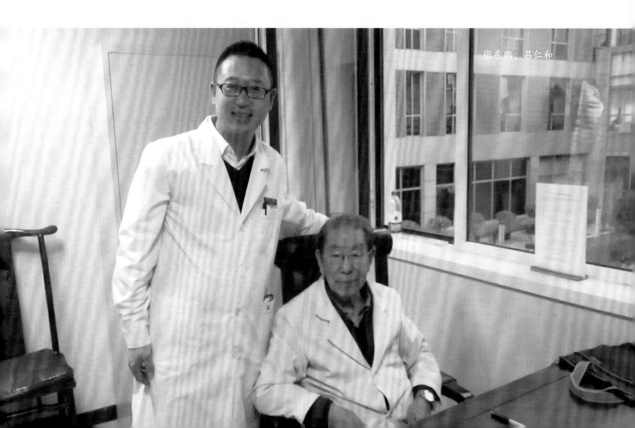

张东鹏、吕仁和

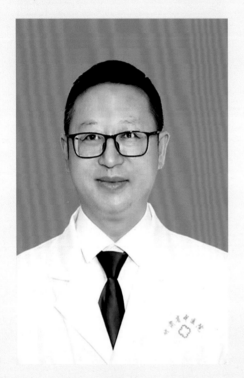

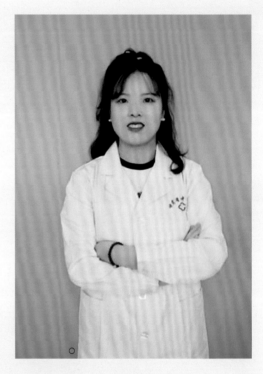

张东鹏 张丽敏

临床常见内分泌疾病中医诊疗指南及经典案例

名誉顾问：张志明　张定华　芦少敏

主　　编：张东鹏　连　绾　谢卓霖

副 主 编：裴文丽　王　黎　史晓伟　甘德成　张丽敏

编　　委：姜晓雪　马朝晖　曲　静　冯媛媛　张莉莉

　　　　　张卓妮　宋雪莲　张芙蓉　韩丽敏　马欢欢

　　　　　张梅娟　刘存蓉　鲁彩菊　沈红莉　刘文利

　　　　　陈文英　马艳丽　丁玉芬

前 言

近年来，随着社会经济的快速发展和人们生活方式的变化，内分泌疾病的发病率逐年上升。糖尿病、甲状腺疾病、肥胖症等内分泌疾病不仅严重影响患者的生活质量，还给社会和家庭带来了沉重的经济负担。中医药作为我国传统医学的瑰宝，在内分泌疾病的预防、治疗和康复中具有独特的优势和丰富的经验。在现代医学迅猛发展的今天，中医药学是以生物学为基础，与理化数学交融，与人文哲学渗透的医学科学。内分泌疾病，作为一类涉及多种激素和代谢紊乱的疾病，其病因复杂，病程漫长，治疗困难，已成为临床上的重要挑战之一。中国是世界上最早认识内分泌疾病的国家之一。早在2000多年前，中医学典籍《黄帝内经》就有消渴病的记载，《素问·奇病论》："有病口甘者，此五气之溢也，名曰脾瘅。夫五味入口，藏于胃，脾为之行其精气，津液在脾，故令人口甘也。"提出营养丰美及肥胖与糖尿病的发病有着密切关系，其治疗，《内经》提出"治之以兰，除陈气也。"传统中医药理论中的阴阳平衡、气血调和、脏腑功能协调等理念，与现代医学对内分泌疾病的认识有着许多相通之处，为内分泌疾病的诊治提供了新的思路和方法。

中医是一个伟大的宝库。学好中医并非易事，只有熟读经典，思求经旨，多看历代名家医案，汲取其中的精华，多闻博识，才能做到操纵于规矩之中，神明于规矩之外，见病随手而应。其中之术，莫过于医案之习。医案是医家诊治疾病的客观记录，是总结和传授临床经验的重要方法，对中医的传承与发展起着重大的促进作用。本书《临床常见内分泌疾病中医诊疗指南及经典案例》旨在系统总结和整理中医药在内分泌疾病诊疗中的理论与实践。全书贯穿临床经验、科研思维，突出中医特色，发挥中医药优势积极应用现代医学科学技术，提供一套科学、实用、规范的中医诊疗指南，帮助广大中医临床医师提高对内分泌疾病的诊疗水平。同时，通过精选典型案例，深入剖析临床实践中的诊疗过程，不仅促进中西医两套不同医学模式的有机结合，注重中西医病症范畴的统一，而且展示中医药在治疗内分泌疾病中的独特疗效和优势，促进中医药学的传承与创新。

本书的编写得到了全国各地众多中医临床专家、学者的积极参与和大力支持。在编写过程中，编委会成员深入临床一线，广泛收集和整理了大量的临床资料，并结合最新的研究成果，力求做到理论与实践相结合，科学性与实用性兼备。本书的出版不仅为中医临床医师提供了宝贵的诊疗参考资料，也为中医药学的研究和发展注入了新的活力。

我们相信，本书的出版将对提高中医药在内分泌疾病诊疗中的应用水平，推动中医药事业的传承与创新，具有重要的意义和积极的推动作用。在此，谨向所有参与本书编写的专家、学者，以及所有关心和支持本书出版的朋友们，致以最诚挚的感谢！

2024 年 7 月 22 日

目　录

糖尿病病例汇总

瘿病病例汇总

月经病病例汇总

痤疮病病例汇总

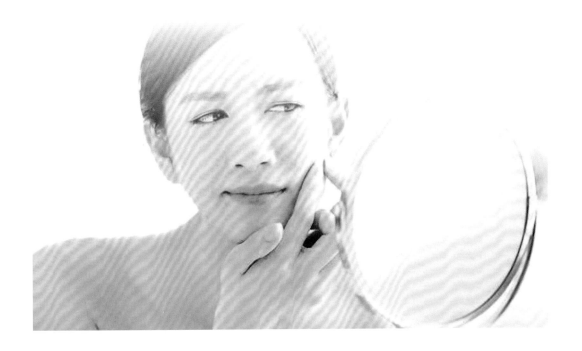

中医辨证论治青春期女性痤疮医案1则
——气虚血瘀兼湿热证

一、病史资料

1.一般信息

吕某，女，16岁，2022年11月13日初诊。

2.病史

主诉：面部丘疹、结节、囊肿4月余。

现病史：患者诉因近4月学习压力大，经常熬夜，饮食不规律，2周前开始出现面部及背部丘疹、脓疱见且皮损处皮肤较红，继而皮损增大，部分可见脓点，患者及家属未予重视。刻下症见颜面部以左侧面颊部为甚，可见大小不等丘疹、红斑、脓疱，边界清楚，进食辛辣后加重，未见明显糜烂、渗出、结痂，部分皮损形成瘢痕，平素易乏力，口干口苦，纳可，夜寐欠安，二便正常，舌尖及两边红，苔厚腻，略黄，脉弦数。

个人史及过敏史：生于本地，久居本地。无食物及药物过敏史。

月经及婚育史：未婚。既往月经规律，平素月经量少，近4个月月经推后5~6d，量少，无经行腹痛、头痛，无血块。

家族史：无家族性遗传病史。

3.体格检查

T：36.2℃，R：19次/min，BP：125/79mmHg，P：89次/min。一般情况：患者神清，面色如常，正常面容，双眼睑无浮肿；问答切题，能详细叙述病情症状，心前区未闻及病理性杂音；腹平软，紧张度正常，无胃肠型蠕波动，无压痛、反跳痛，肝脾肋下未及，肝脾肾区无叩击痛，墨菲征阴性，肠鸣音正常，四肢肌力及肌张力正常，生理反射存在，病理反射未引出。

二、辅助检查

性激素六项检查无异常。

三、中西医诊断

1.中医诊断（包括病名以及证候诊断）

主病主证：痤疮　气虚血瘀兼湿热证。

2.西医诊断（临床诊断或病理诊断）

寻常型痤疮。

四、干预措施

1.治疗方案

治法：益气化瘀，清利湿热，散结消痤。方用理冲汤加减，药用：黄芪30g，知母10g，炒白术15g，炒山药15g，炒鸡内金10g，黄连6g，木香6g，黄芩10g，砂仁6g（后下），丹参15g，牡丹皮15g，白鲜皮15g，地骨皮15g，藿香15g，土茯苓30g。共12剂，每日1剂，水煎服，饭后温服。

2.医生嘱咐

中药汤渣外敷于患处，并嘱患者改善作息，尽量于23：00之前入睡，放松心情，饮食忌辛辣刺激、过寒凉，适当锻炼。

面部图像：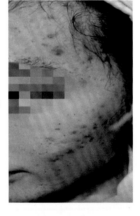

五、疾病转归

2022年11月26日二诊，患者诉近期学习任务重，仍常熬夜，入睡时间常在24：00以后，颜面部痤疮较之前明显减少，左侧面颊部及双下颌处仍有较多痤疮，皮损处皮肤颜色变淡，口干、口苦，大便略干，纳可，夜寐欠佳。舌尖及两边红，苔薄黄，脉弦滑。中医辨证为气虚血瘀兼湿热证。中医治法为益气行血，解毒祛湿，调经祛瘀法，方以理冲汤为主方加减，药用：一诊方加皂角刺15g，共12剂，每日1剂，水煎服，饭后温服。

告知患者尽可能于23：00之前入睡，少熬夜，少进食辛辣油腻，多吃水果蔬菜及高蛋白食物，调畅心情，适量运动。

2022年12月7日三诊，患者诉面部痤疮明显减少，颜色较二诊变淡，口干、口苦较前改善，纳可，夜寐可。舌边红，苔薄白，脉弦滑。中医辨证为脾虚肝郁证。中医治法以健脾调肝为法，前方加用鸡内金15g，木香10g，黄连6g。共7剂，每日1剂，水煎服。

四诊面诊图像：

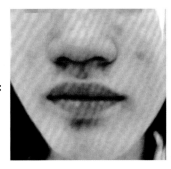

临证体会

痤疮是毛囊及皮脂腺的一种慢性炎症性皮肤病，表现为皮肤丘疹、脓疱、结节、囊肿、黑白头粉刺等，青春期多见，俗称"青春痘"。西医认为本病与遗传、免疫、内分泌、饮食、精神等因素有关，青春期后大多自然痊愈或减轻。中医学认为其发生多与先天禀赋、过食辛辣厚味、冲任不调等因素有关。病位在皮肤腠理，与肺胃肝三脏关系密切。甘德成主任认为青春期痤疮多因生活作息不规律、饮食不节或不洁引起，基本病机为气虚血滞，脾胃湿热郁积，肝脾不和，肝之气机失于疏泄，湿热蕴于肌肤，发为痤疮。

治法故以健脾疏肝，解毒祛湿为法，结合患者情况，辨病-证-体-症，选方用药以理冲汤为基础方加减，补气化瘀调经，用药以皮治皮，故选牡丹皮-白鲜皮-地骨皮治疗皮肤类疾病。土茯苓助三皮以祛湿止痒，黄芪-知母益气滋阴，黄芩-黄连清热解毒，白术-山药、木香-砂仁健脾行气；加丹参以气行则血行之义，藿香化湿醒脾。同时配合心理疏导，对患者进行健康宣教，培养规律的作息、调节饮食习惯，中药内外同治，以获良效。

中医辨证论治湿疮案1例
——湿浊困阻证

一、病史资料

1.一般信息

孔某某，女，26岁，2023年3月2日初诊，惊蛰前4天。

2.病史

主诉：痤疮伴烦躁易怒1月。

现病史：患者以"烦躁易怒、痤疮1月"就诊，该患者曾于2022年6月17日以"颜面部色素沉着1月"就诊于甘肃省中医院皮肤疮疡科门诊，排除器质性病变后，予以复方多黏菌素B软膏外用每日一次，用药后皮肤无不适。此次因患者自诉1月以来皮肤又出现了明显皮疹，且自觉烦躁易怒、情绪难以控制，遂今日来内分泌科就诊。

一诊舌象：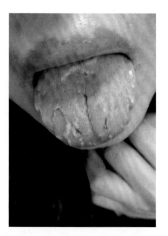

2023年3月2日中医望、闻、切诊及舌象照片：患者神清，精神可，思维正常；问答切题，能详细叙述病情症状，颜面部（口周及下巴明显）皮疹，局部有红肿与少量鳞屑，随经期而明显加重，口干口苦，胸背部已有少量散在皮疹，情绪不佳，烦躁易怒，大小便基本正常，食纳可，夜寐欠佳。舌淡红，舌苔花剥，苔薄白，舌边可见齿痕（刷牙时已刮去部分白苔），如图1-3，脉滑。

个人史及过敏史：无特殊。

月经及婚育史：已婚育。

家族史：无特殊。

3.体格检查

2023年3月2日，血压108/75mmHg，心率76次/min，呼吸19次/min，体温35.8℃。一般情况下，专科检查患者神清，精神可，思维正常；问答切题，能详细叙述病情症状，颜面部可见（口周及下巴明显）皮疹，局部有红肿与少量鳞屑，（随经期而明显加重），口干口苦，胸背部已有少量散在皮疹，情绪不佳，烦躁易怒，大小便基本正常，食纳可，夜寐欠佳。舌淡红，舌苔花剥，苔薄白，舌边可见齿痕，（刷牙时已刮去部分白苔），脉滑。心前区未闻及病理性杂音；腹平软，无胃肠型蠕波动，全腹无压痛、反跳痛，肝脾肋下未及，肝脾肾区无叩击痛，墨菲征阴性，肠鸣音正常，四肢肌力、肌张力正常，病理反射未引出。

二、辅助检查

患者未行相关检查。

三、中西医诊断与诊断依据

1.中医诊断（包括病名以及证候诊断）

主病主证：湿疮　湿浊困阻证

患者以"烦躁易怒、痤疮1月"为主诉，颜面部（口周及下巴明显）皮疹，可见色素沉着，局部有红肿与少量鳞屑，（随经期而明显加重），口干口苦，胸背部已有少量散在皮疹，情绪不佳，烦躁易怒，大小便基本正常，食纳可，夜寐欠佳。舌淡红，舌苔花剥，苔薄白，舌边可见齿痕，（刷牙时已刮去部分白苔），脉滑。故中医诊断为湿疮。湿疮总由禀性不耐，风湿热之邪客于肌肤而成。或因脾胃虚弱、运化失调，或由某些食物，如鱼、虾、蟹、牛肉、羊肉、奶糖，及花粉、灰尘、羊毛、动物羽毛、病灶感染、肠寄生虫病等引起；有的与精神紧张、过度劳累、情志变化、神经因素等有关。急性者以湿热为主，亚急性者多与脾虚不运、湿邪留恋有关；慢性者因病久伤血、血虚生风生燥，肌肤失去濡养而成。患者素体禀赋不耐，好发湿疮，水湿内结日久，1个月以来又由于情绪不佳、烦躁易怒、气郁于内、蕴而化热、湿热浸淫，外泛于皮肤肌表，故可见颜面、胸背部明显皮疹，局部伴有红肿脱屑，结合舌脉与其他症状，辨证为湿浊困阻证且兼有热。

2.西医诊断（临床诊断或病理诊断）

湿疹：根据患者的症状、体征可以明确。

四、干预措施

1.治疗方案

2023年3月2日，患者中医诊断以湿疮　湿浊困阻证为主病主证明确，综合其他症状及患者体质、当地气候等因素，予患者中药处方治疗，以清热利湿、消肿散结为主要治疗方法，配伍安神、养血之品。方药：灯心草5g，炒栀子10g，黄连6g，肉桂3g

（后下），首乌藤6g，合欢皮6g，连翘10g，皂角刺10g，蒲公英15g，当归6g，白芍5g，夏枯草6g。7剂，每日2剂，免煎，200ml，中药口服。

2.医生嘱咐

按时服药，注意皮肤清洁，忌食辛辣刺激、肥甘厚腻、牛羊肉等发物，，忌饮酒，调畅情志，两周后随诊。

五、疗效转归

2023年3月16日二诊，患者自诉颜面部皮疹有所缓解，口周皮疹明显减退，红肿脱屑较前也有明显改善，但皮肤易于潮红，仍有皮疹与少许硬结，偶发咳嗽，无痰，食后自觉胃部胀满不舒，舌象脉象，予以中药处方：灯心草5g，首乌藤6g，蒲公英10g，玄参5g，炒栀子10g，合欢皮6g，当归6g，蜜麻黄2g，黄连6g，连翘10g，赤芍5g，赤小豆5g，肉桂3g，皂角刺6g，夏枯草6g，焦山楂10g。中药7付，每日两次，分2次服用，中药口服。

2023年3月16日二诊时中医四诊，患者神清，精神可，思维正常；问答切题，能详细叙述病情症状，颜面部可见皮疹（较前好转），红肿脱屑改善，烦躁易怒较前有所改善，口干口苦，胸背部仍有少量散在皮疹，颜面皮肤易于潮红，大小便基本正常，食纳可，食后胃部自觉胀满不舒，睡眠改善。舌淡红，舌苔花剥，苔薄白，如图1-4（刷牙时已刮去部分白苔，已嘱咐患者下次复诊时勿刮舌苔），脉滑。

二诊舌象：

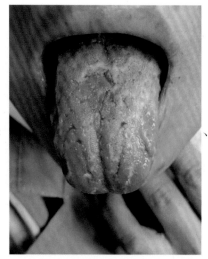

二诊口周下巴处皮疹图像：

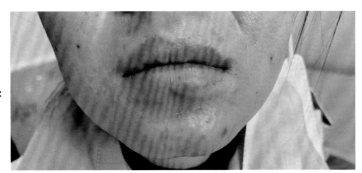

临证体会

本案中，患者以"烦躁易怒、痤疮1月"为主诉，颜面部（口周及下巴明显）皮疹，可见色素沉着，局部有红肿与少量鳞屑（随经期而明显加重），口干口苦，胸背部已有少量散在皮疹，情绪不佳，烦躁易怒，大小便基本正常，食纳可，夜寐欠佳。舌淡红，舌苔花剥，苔薄白，舌边可见齿痕（刷牙时已刮去部分白苔），脉滑。病因方面，经病史询问已知患者素体禀赋不耐，好发湿疮，水湿内结日久，一月来又由于情绪不佳，烦躁易怒，气郁于内，蕴而化热，湿热浸淫，外泛于皮肤肌表，故可见颜面、胸背部明显皮疹，局部伴有红肿脱屑，结合舌脉与其他症状，辨证为湿浊困阻证且兼有热。患者初诊时因颜面部及胸背部一直有皮疹出现，处于湿疮发作期，体内湿毒聚集，郁而化热，湿热火毒外泛熏蒸肌表，故初诊时用药以清热泻火解毒散结为要：连翘固有疮家圣药之称，可消散痈肿；皂角刺消肿托毒；蒲公英清热解毒，泄降滞气；夏枯草清热泻火、散结消肿；黄连清热燥湿、泻火解毒，五药共同发挥清热解毒、消肿散结之功，用于治疗患者湿热火毒之皮疹与红肿硬结；针对体内不化之湿浊，灯心草甘淡渗湿、性寒清热；炒栀子泻火除烦、清热利湿；肉桂取其温散之义，因患者湿热蕴结，故仅用少许以免滋生内火；首乌藤养血安神用于心神不宁改善患者睡眠、缓解患者急躁情绪的同时又有消退皮疹之效；合欢皮解郁安神又兼消肿，与首乌藤相配，二者更增安神解郁之功；因患者颜面有局部鳞屑且结合舌象，考虑患者有血虚血燥之象，故予以当归和白芍补血养血。此次用药标本兼治，故患者服用药物后诸症缓解。二诊时，结合患者症见，在前方基础上加用玄参清热凉血、解毒散结；蜜麻黄润肺止咳以改善患者偶发咳嗽之症；赤小豆清热解毒，利水易清小肠火，可使湿热从小便出；焦山楂消食健胃，对症改善其食后胃部胀满不舒。两方均以清热解毒、散结利湿为主要治法，消散患者体内湿热火毒，再配伍其他药物对症治疗，辨证准确，依证与症合理用药，故患者二诊时症状明显改善。

中医辨证论治痤疮案1例
——肝郁脾虚证

一、病史资料

1.一般信息

张某，男，19岁。2021年2月26日初诊。

2.病史

主诉：面部痤疮，伴胀痛半年。现病史：半年前因工作调整，压力增大，作息不如从前规律，双侧面颊部出现痤疮，抚之碍手，伴有潮红瘙痒、胀痛，局部皮肤灼热，遂就诊于当地诊所，给予膏药外用（具体不详）后疗效欠佳，逐渐心情急躁，相继额部及双侧下颌部也出现痤疮，且双侧面颊部增多、面部通红、大便黏腻不爽、睡眠质量差、食纳差、小便正常、舌暗红、苔腻、右关弦、左尺弦。

中医诊断：痤疮。

证型：肝郁脾虚。

治法：疏肝健脾，清热解毒。

主方：柴胡六白汤加减。

舌象：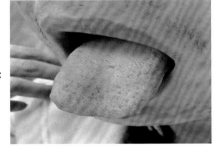

药物组成：

黄芪30g	薏苡仁30g	桂枝10g	白术10g	白芍10g
金银花10g	连翘10g	赤芍10g	白芷10g	白鲜皮10g
白蒺藜10g	薄荷10g（后下）	白扁豆10g	竹叶10g	麻黄10g
杏仁10g	炙甘草10g			

7剂，水煎服，每日1剂，早晚温服，并给予六神丸，嘱患者研磨，米醋调糊状外敷，忌食辛辣、寒凉刺激性食物，调整作息。

二、疾病转归

2021年3月5日二诊，患者自诉面部皮肤灼热较前减轻，痤疮局部胀痛，面部红色皮疹颜色较前变浅，面部通红减轻，便溏，睡眠改善，略感焦虑，食纳尚可，舌尖红，苔黄腻，左沉细，右寸弦。在前方基础去黄芪、赤芍、薄荷、白芍再合茯苓30g，白豆蔻、藿香、桔梗各10g，以健脾化湿，清热解毒。7剂，水煎服，每日1剂，早晚温服，继续给予六神丸外敷。

舌象：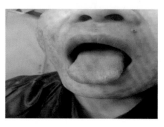

2021年3月12日三诊，患者自诉面部皮肤无明显灼热，痤疮局部胀痛较前减轻，无新发痤疮，无明显焦虑情绪，面部痤疮顶部出现散在脓头，二便正常，纳眠可，舌红，苔厚微黄，右关脉弦数，左尺脉浮数。患者目前肝气调疏，但湿热内蕴尚未解，继续清热利湿，托毒外出。薏苡仁由前方30g加至60g，给予茯苓、滑石（包煎）各20g，冬瓜仁、干姜各15g，杏仁、白豆蔻、半夏、竹叶、栀子、败酱草、藿香、黄芩、青蒿、黄连、炙甘草各10g，通草5g。14剂，水煎服，每日1剂，早晚温服，停六神丸外敷。

舌象：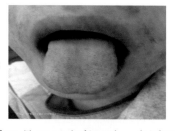

2021年3月19日患者四诊，自诉面额部及下颌部痤疮已无明显灼热胀痛，已出脓点结痂，无新发皮疹，无脓点发出，二便正常，纳眠可，舌红，苔薄黄，脉弦数。方药组成：土茯苓45g，柴胡、黄芩、茯苓各25g，白蒺藜、白鲜皮、半夏、党参、大枣、甘草、败酱草、连翘、干姜、苦参、皂角刺各10g。7剂，水煎服，每日1剂，早晚温服。

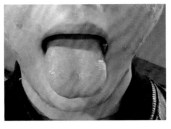

因患者病程较长，面部皮损严重，因此治疗周期也相对较长，此后于线上多次进行回复，自诉痤疮已明显减少，且无新发皮疹及脓点，二便正常，继续给予柴胡六白汤加减，治疗3月后患者痤疮基本消失，留有些许色素沉着，无复发，二便正常，纳眠可。

临证体会

《素问·生气通天论》中记载"汗出见湿，乃生痤痱……劳汗当风，寒薄为皶，郁乃痤"，"痤：疖子；痱：汗疹，俗名痱子；皶：粉刺"。其中"皶"为痤疮这一疾病的最早记载，"郁乃痤"为其病因病机的最早记载，强调"阳郁"为发病的关键，但随着时代发展，人们饮食、情志、作息等发生变化，当下"郁乃痤"对于"郁"的理解应与之前所认为的"阳郁"有所不同。门诊常见因工作、学习压力过大等致肝气郁结，脾失健运，从而出现面部痤疮，烦躁易怒，食纳差，便溏，女性也可出现月经不调等症状；或因饮食、作息等不规律，过食辛辣刺激或肥甘厚腻致脾胃运化功能失调，湿浊内生，蕴而化热，出现面部痤疮伴有胀痛、潮红等症；或因本病发病部位特殊且病程较长，患者大多会产生焦虑的情绪从而使本病进一步加重。因此当下"郁乃痤"中"郁"乃"六郁"当中的气郁，即肝气郁结，故在临床中常以疏肝健脾立法，自拟柴胡六白汤进行加减治疗该病。

自拟柴胡六白汤是在三白汤基础上进行加减，三白汤最早见于明代李梃的《医学入门》："白芍、白术、白茯苓各一钱，甘草五分，水煎温服，用以治疗伤寒虚烦等症，随着其广泛应用，发现对于治疗痤疮有明显的疗效且以脾胃虚弱这一证型的为甚。而柴胡六白汤则是去三白汤中白茯苓，加柴胡、黄芩、白芷、白鲜皮、白扁豆、白蒺藜，其中柴胡微寒，入肝胆经，为和解少阳之要药，《神农本草经》载："柴胡，味苦平。主心腹，去肠胃中结气，饮食积聚，寒热邪气，推陈致新。"黄芩苦寒，为胆经气药，可清肝胆湿热，二者相须为用以疏肝解郁、和解少阳；白术首载于《神农本草经》，性温，味甘、苦，入脾胃经，具有健脾燥湿的功效，白芍味苦酸，归肝、脾经养血柔肝、白蒺藜苦辛，入肝经，可平肝解郁，二药助柴胡、黄芩疏肝，白扁豆健脾化湿，助白术健脾；《神农本草经》谓白芷"长肌肤，润泽颜色，可作面脂"其可解表散寒，祛风止痛，通鼻窍，燥湿止带，消肿排脓，祛风止痒，白鲜皮清热燥湿，祛风解毒、白蒺藜活血祛风，止痒，共为佐助药。全方共奏疏肝健脾，祛风除湿，清热解毒的功效。六神丸主要由牛黄、冰片朱砂等药组成，具有清热解毒，消肿散结的功效，可有效缓解痤疮局部皮肤灼热、胀痛等症状。

上述患者由工作压力过大所致，出现肝气郁结，循肝经上行发于皮肤而成痤疮，又处青春期，较长时间面部痤疮使其更加焦虑、睡眠差等，进一步加重本病的发生，而当肝失疏泄，肝脾不可相互为用，则脾失健运，湿浊内生，蕴而化热，痤疮会伴有胀痛、潮红以及发痒，食纳差，大便黏腻不爽等。因此初期治疗以疏肝健脾为主，兼以祛风除湿，清热解毒，给予柴胡六白汤加减与六神丸外用。复诊时患者仍有大便不爽，略感焦虑等症状，遂继续给予前方加减，加用白豆蔻、藿香、桔梗以进一步清热化湿。第三、四诊时面部痤疮颜色变浅，无明显灼热胀痛，大便、睡眠均已改善，但局部痤疮顶部出现脓点，导师辨证为邪郁少阳，柴胡六白汤进行加减，主要以托毒外出为主。后期症状以额部、双侧面颊部、下颌部为主；皮疹明显减少，且无新发皮疹及脓点，仍在原方基础进行加减以疏肝健脾，并嘱患者保持良好的生活习惯。

中医辨证论治粉刺案1例
——肝郁脾虚证

一、病史资料

1.一般信息

案：蔡某某，女，23岁，唇周反复出现皮疹2月余。

2.病史

2023年2月26日初诊。自诉上述症状于经期前明显，易口舌生疮，时轻时重，平素情绪不佳、易生闷气，乏力，夜间五心烦热，纳差，睡眠尚可，二便正常，舌质暗红，苔薄黄，脉细数。

舌象：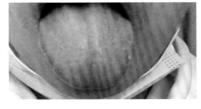

诊断：粉刺。

证型：肝郁脾虚证。

治则：疏肝解郁，健脾益气。

方药：柴胡六白汤加减。

药物组成：

当归15g	赤芍10g	柴胡10g	土茯苓20g
白术10g	白鲜皮10g	皂角刺15g	连翘15g
炒白蒺藜15g	地肤子15g	野菊花15g	生姜10g
生石膏30g	川牛膝15g		

共12剂，水煎服，每日1剂。

二、疾病转归

2023年3月17日二诊，口腔溃疡已愈，至今未发作，情绪略好转，畏寒、乏力明显减轻，仍食欲不佳，睡眠明显改善，二便正常，舌质淡红，苔薄白，脉细数。

舌象：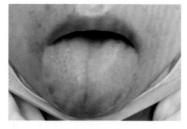

调方如下：

当归15g	赤芍10g	柴胡10g	土茯苓20g
白术10g	白鲜皮10g	皂角刺15g	连翘15g
炒白蒺藜15g	地肤子15g	野菊花15g	生姜10g
败酱草30g	知母6g	附子6g（先煎）	

共6剂，水煎分服，每日1剂。

临证体会

粉刺为痤疮中医病名，是一种最常见的毛囊皮脂腺引起的慢性炎症性皮肤病，多发于面部和胸背部。本病案患者为23岁未婚女青年，食生冷辛辣之物，损伤脾胃，故纳差，土虚木乘，气机升降失调，肝失调畅，肝气郁结，故平素情绪不佳，容易生气，肝气郁结，日久化热，母病及子，故口舌容易生疮。"脾虚阳郁"为本病发病的关键。患者初期治疗以疏肝解郁、健脾益气为主，兼以清热解毒，给予柴胡六白汤加减。复诊时患者面部痤疮颜色变浅，无明显灼热胀痛，颜面部痤疮仍存在，情绪略好转，但还是有畏寒、乏力等症状，遂继续给予前方加减，加用知母以进一步清热化湿。败酱草以凉血消痈、散瘀止痛。肺主卫表，肺与大肠相表里，大便通畅，肺气宣发，肌表得以濡养。舌为心之苗窍，口舌生疮，乃心火旺盛，肝母克子，故而肝郁气结以至口舌生疮。二诊辨证为邪郁少阳，继续予以柴胡六白汤进行加减，主要以托毒外出为主。治疗过程中嘱咐患者保持良好的生活习惯。史晓伟医师长期从事内分泌病临床研究，擅长使用中医药治疗各类痤疮，根据多年的临床经验自拟柴胡六白汤进行加减用以治疗该病。自拟柴胡六白汤是在三白汤基础上进行加减，三白汤最早见于《医学入门》："白芍、白术、白茯苓各一钱，甘草五分，水煎温服，用以治疗伤寒虚烦等症，随着其广泛应用，发现对于治疗痤疮有明显的疗效。组成是去三白汤中白茯苓，加柴胡、黄芩、白芷、白鲜皮、白扁豆、白蒺藜，其中柴胡微寒，入肝胆经，为和解少阳之要药"柴胡，味苦平。主心腹，去肠胃中结气，饮食积聚，寒热邪气，推陈致新。"黄芩苦寒，为胆经气药，可清肝胆湿热，且有现代研究表明黄芩具有较好的抗炎作用，二者相须为用以疏肝解郁、和解少阳；白术性温，味甘、苦，入脾胃经，具有健脾燥湿的功效；白芍味苦酸，归肝、脾经养血柔肝；白蒺藜苦辛，入肝经，可平肝解郁，二药助柴胡、黄芩疏肝，白扁豆健脾化湿，助白术健脾；白芷可解表散寒，祛风止痛，通鼻窍，燥湿止带，消肿排脓，祛风止痒；白鲜皮清热燥湿，祛风解毒；白蒺藜活血祛风，止痒；野菊花清热解毒。诸药共奏疏肝健脾，清热解毒之功效。临床应用此自拟方疗效极佳。

中医辨证论治粉刺案1例
——阳虚湿阻证

一、病史资料

1.一般信息

患者刘某，男，20岁。

2.病史

2023年4月2日初诊。患者因"反复颜面粉刺4年"来甘肃省中医院内分泌科门诊就诊。刻下症见：颜面部多发痤疮，额头及两颊部更甚，手心汗出，易脱屑，春季、秋季发生，小便尚可，大便时有糖稀，纳眠尚可。舌紫暗，苔白腻，脉沉细。既往无特殊病史。

舌象：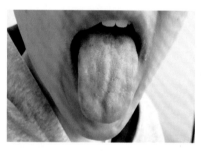

诊断：粉刺。

证型：阳虚湿阻证。

治则：温阳散寒，利湿排脓。

方药：薏苡附子败酱草散合交泰丸加减。

药物组成：

黑顺片6g（先煎）	麸炒薏苡仁30g	败酱草15g	干姜3g
麸炒苍术15g	连翘15g	皂角刺15g	白芷15g
地肤子15g	炙甘草6g	肉桂1g（后下）	黄连3g

6剂，水煎分服，每日1剂。

二、疾病转归

2023年4月9日二诊，患者自诉服药后再未发新痤疮，但仍有手心脱屑，小便尚可，大便时有糖稀，纳眠尚可。舌紫暗，苔白腻，脉沉细。

舌象：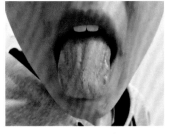

调方如下：

黑顺片6g（先煎）　麸炒薏苡仁30g　败酱草15g　　干姜3g

麸炒苍术15g　　　连翘15g　　　　皂角刺15g　　白芷15g

地肤子15g　　　　炙甘草6g　　　　肉桂1g（后下）

6剂，水煎分服，每日1剂。

临证体会

中医对本病的认识，历代文献多有记载：《内经·生气通天论》："汗出见远，乃生痤""劳汗当风，寒薄为皶，郁乃痤"。患者素体虚弱，肾之阴阳平衡失调，阳虚不能蒸腾气化水湿，湿邪内蕴，进而化热熏蒸头面，故面部多发痤疮。故选用薏苡附子败酱草散和交泰丸加减。复诊时患者颜面未发新的痤疮，遂守方继服用。方中重用薏苡仁利湿排脓，轻用附子扶助阳气，以散寒湿，佐以败酱破瘀排脓。配合成方，共奏利湿排脓，破血消肿之功。取黄连苦寒，入少阴心经，降心火，不使其炎上；取肉桂辛热，入少阴肾经，暖水脏，不使其润下；寒热并用，如此可得水火既济。两方配合加减使用，共奏温阳散寒，利湿排脓之功。

中医辨证论治痤疮案1例
——肺胃郁热、气血瘀滞证

一、病史资料

1. 一般信息

张某某，男，27岁，2023年5月5日，立夏前1天。

2. 病史

主诉：颜面痤疮1年，加重2月。

现病史：患者自诉1年来最初颜面部可见小丘疹，脓疱，后来慢慢变成囊肿，近2月来痒痛甚，每当挤出脓液之后脓疱处就会形成瘢痕，油脂分泌旺盛，前额及两侧脸颊可见瘢痕及色素沉着，伴口苦口臭，身热汗出，口渴喜饮，大便秘结，小便短赤。舌为三角舌且暗红，苔薄黄，脉细数，予中医辨证论治，施以四物汤合小柴胡汤加减（具体方药及用法：生地15g，当归15g，炒白芍15g，黄芩10g，柴胡15g，连翘20g，紫草15g，地肤子20g，白鲜皮20g，石膏50g，酒大黄15g，薏苡仁15g，麸炒苍术15g，赤小豆15g，五味子30g，炒枣仁40g。共6剂，免煎颗粒冲服，分早晚饭后40min温服，每次一格。患者严格忌：①辛辣刺激的调味品：如葱、姜、蒜、韭菜等；②海鲜：如虾、蟹、贝、海、带鱼等；③肉类：禁食羊肉、牛肉等，可多食瘦肉；④酒水饮料：严格忌饮白酒、红酒、可乐、雪碧等；⑤杂类：严格忌口麻辣烫、火锅、烧烤等。忌口时间以半年为佳，期间注意多喝水、运动，并按时休息。

2023年5月12日二诊，患者面部痤疮多处消退，颜色已淡，未见新起，夜寐可，继以调方，原方石膏增至60g，苡仁增至20g，加浮萍15g，丹参15g，野菊花20g。6剂，服法、忌口同上。

2023年5月19日三诊患者自诉面部痤疮已基本消失，面部光洁，气色转佳，嘱患者再服6剂，效不更方。需严格忌口，忌口同前；忌口时间以半年为佳，期间注意多喝水、运动，并按时休息。服用6d中药汤剂后诸证悉平，至2023年5月26日未出现任何系统症状与不适。

2023年6月6日中医望、闻、切诊及舌象照片。刻下症见：患者神清，面色红赤，急性病容，语声清晰，思维正常；问答切题，能详细叙述病情症状，诉面部痤疮1年，加重2月余，伴口苦口臭，身热汗出，口渴喜饮，大便秘结，小便短赤。患者的面颊、鼻沟出现和毛囊一致的圆锥形丘疹，顶端是黑头粉刺，挤压的时候可挤出头部黑色而体部白色透明的脂栓，部分粉刺的顶端会有米粒至豌豆大小的脓包。严重的患者会出现暗红色的囊肿或是结节，按压的时候会有波动感，破溃的时候会有脓液流出，形成瘢痕。舌为三角舌且暗红，苔薄黄，脉细数。

个人史及过敏史：无特殊。

婚育史：未婚。

家族史：无特殊。

3.体格检查

2023年5月5日，血压88/126mmHg，心率78次/min，呼吸20次/min，体温36.0℃。一般情况：患者神清，面色红赤，急性病容；语声清晰，思维正常；问答切题，能详细叙述病情症状，诉面部痤疮1年，加重2月余，伴口苦口臭，身热汗出，口渴喜饮，大便秘结，小便短赤。

二、辅助检查

2023-05-05血常规CRP（静脉血）：红细胞分布宽度变异系数（RDWCV）11.3↓。2023-05-05肿瘤系列（静脉血）：癌胚抗原（CEA）4.290ng/ml。2023-05-05生化全项（静脉血）：高密度脂蛋白（DL-C）1.05mmo1/L↓、甘油三酯（TG）1.84mmolAL个、β2-微球蛋白（BMG）3.05me/L、葡萄糖（GLtD）9.20mmo1/L，甲状腺功能全项、尿常规、尿微量蛋白、尿肌酐未见明显异常。2023-05-05常规心电图检查（住院），诊断意见：窦性心律电轴正常心电图大致正常。2023-05-05彩超检查（肝、胆、胰、脾、双肾）+（泌尿系）），诊断意见：肝大、脂肪肝，胆囊切除术后：胰、脾、双肾、输尿管声像图未见明显异常。2023-05-05彩超检查（颈部血管），诊断意见：双侧颈动脉内中膜增厚并回声增强，右侧锁骨下动脉起始处斑块形成；双侧颈内静脉、椎静脉超声未见明显异常。2023-05-05胸部CT（成像，平扫），诊断意见：双肺下叶渗出较前稍增多，请结合临床。2023-05-05彩超检查（甲状腺及淋巴结+弹单性），诊断意见：甲状腺右侧叶实性结节并钙化，TI-RADS3类；甲状腺右侧叶多发囊性结节，T1-RAD3z类，甲状腺右侧叶钙化灶形成，双侧颈部多发淋巴结肿大，淋巴结结构未见异常。

三、中西医诊断与诊断依据

1. 中医诊断（包括病名以及证候诊断）

主病主证：痤疮　肺胃郁热、气血瘀滞。

患者以"颜面痤疮1年，加重2月"为主诉，责之于肝，与肺胃、脾肾关系密切。患者情志不遂，气血失调，加之饮食不洁，嗜食辛辣、油腻、肥甘之品，导致胃肠积湿生热，而肺与大肠相表里，导致湿热之邪上扰肺，肺胃蕴热，湿热阻于皮肤，发为痤疮。肝郁日久，横克脾土，脾失健运，水湿内停，聚湿成痰，且脾虚运化失调，肝主藏血，肝郁则气血失和，肝脾失和，生血乏源，不能灌注冲任二脉，冲任气血失和，痰湿不化，久郁化火，沿经上犯与颜面，发为痤疮。

2. 西医诊断（临床诊断或病理诊断）

①痤疮；②皮肤感染；③2型糖尿病；④甲状腺结节；⑤高脂血症。

四、干预措施

1. 治疗方案

2023年5月5日，西医治疗外，患者中医诊断以痤疮　肺胃郁热、气血瘀滞证为主病主证明确，综合其他症状及患者体质、当地气候等因素，选用四物汤合小柴胡汤加减；治法：调和气血，清肺胃热；方药：生地15g，当归15g，炒白芍15g，黄芩10g，柴胡15g，连翘20g，紫草15g，地肤子20g，白鲜皮20g，石膏50g，酒大黄15g，薏苡仁15g，麸炒苍术15g，赤小豆15g，五味子30g，炒枣仁40g。共6剂，免煎颗粒冲服，分早晚饭后40min温服，每次一格。

2. 医生嘱咐

按时服药，避风寒，患者严格忌：①辛辣刺激的调味品：如葱、姜、蒜、韭菜等；②海鲜：如虾、蟹、贝、海、带鱼等；③肉类：禁食羊肉、牛肉等，可多食瘦肉；④酒水饮料：严格忌饮白酒、红酒、可乐、雪碧等；⑤杂类：严格忌口麻辣烫、火锅、烧烤等。忌口时间以半年为佳，期间注意多喝水、运动、按时休息，调畅情志，7d后再次评估。

五、疗效转归

2023年5月12日二诊，患者面部痤疮多处消退，颜色已淡，未见新起，夜寐可，继以调方，原方石膏增至60g，薏苡仁增至20g，加浮萍15g，丹参15g，野菊花20g。6剂，服法、忌口同上。

2023年5月19日三诊，患者自诉面部痤疮已基本消失，面部光洁，气色已好多，嘱患者再服6剂，效不更方。需严格忌口，忌口同前；忌口时间以半年为佳，期间注意多喝水、运动，并按时休息。服用6d中药汤剂后诸证悉平，至2023年5月26日未出现任何系统症状与不适。身体情况较前明显改善，睡眠正常，质量可；大便规律，无明显其他不适症状，结合舌脉，可判定为诸症悉平。考虑到患者特殊的身体体质，以及中医学中病即止的基本原则，予以停药，停药期间内无症状反复及其他不适症状的出现，无症状反复及其他不适症状的出现，待其他指标平稳后，于2023年5月12日自动出院。

临证体会

本案中，该痤疮症患者以"面痤疮1年，加重2月"为主诉入院，患者情志不遂，气血失调，加之饮食不洁，嗜食辛辣、油腻、肥甘之品，导致胃肠积湿生热，而肺与大肠相表里，导致湿热之邪上扰肺，肺胃蕴热，湿热阻于皮肤，发为痤疮。肝郁日久，横克脾土，脾失健运，水湿内停，聚湿成痰，且脾虚运化失调，肝主藏血，肝郁则气血失和，肝脾失和，生血之源，不能灌注冲任二脉，冲任气血失和，痰湿不化，久郁化火，沿经上犯与颜面，发为痤疮。故治疗痤疮之法，以通畅气机，调和气血为主要大法，兼健脾益气，调理冲任，清肺胃热。本案患者面部痤疮1年，痤疮颜色鲜红，口干、寐晚，舌其形为三角舌，色淡红苔薄黄且脉细数，辩证为肺胃郁热，气血不畅证。予以四物汤合小柴胡汤加减治疗，柴胡味苦性平，具有和解少阳、除寒热、疏肝解郁的功效。《本草分经》对柴胡升阳、发表解热、升阳气下陷，引清气上行，而平少阳厥阴之邪，曰："能升清阳之气，条达木郁，疏通气血，开膜理三焦，领邪外出而除寒热，能发表，最能和里。"柴胡色青，苗软而嫩，得木火之气味，从中土以达木火之气，故能透胸结之结，因其得春气较早，故秉少阳之气而生，能升清阳之气，条达木郁，疏通气血。开膜理三焦，领邪外出而除寒热。黄芩味苦性平具有清少阳之火，除湿热的功效。现代药理更是表明黄芩具有杀菌，以及抗病毒、消炎、抗过敏的用途。柴胡疏畅肝气、升发肝气，而黄芩清泄肝火、肃降肺气。肝气以升为顺，肺气以降为和，升降得调，气机则畅。生地黄凉血、养阴、生津，用于热病舌绛烦渴、阴虚、骨蒸潮热、吐血、衄血和斑疹。生地黄甘寒，因其体质柔润，故有滋血生津，养阴退热之功。白芍具有养阴柔肝，和血敛营，缓急解痉之功效。《神农本草经》曰："除血痹，破坚积，利小便，益气。"白乃肺之色，白芍为春花之殿，根苦味酸，故能敛汗行血降火；当归具有补血活血，调经止痛的功效，《神农本草经》记载其为祛邪补虚的中品。《本草正义》载："当归味辛而甘，其气温，故能胜寒。气味俱厚，故专入血分，而亦为血家气药。"宋代，诸多文献古籍进一步阐述当归补血养血，活血祛瘀的作用，如日华子《诸家本草》言："当归，治一切风、血，补虚劳，破瘀血，生新血及主症癖。"当归性辛味甘厚，血郁能行，血乱能抚，血枯能润，引血脉归其当归之所，质香而润，并能畅通心、肝、脾三经之血，又能化汁助心生血以行于肝，故其功专为生血。当归味甘而补，味辛而散，与和血敛营、柔肝缓急白芍相伍，既可养心肝阴血，以柔肝体助肝用，又可祛除柴胡截肝阴之弊。张定华主任认为气血不调影响全身血液的循环，故其用生地、白芍、当归、为其四物汤去川芎，以生地易熟地，因其川芎燥烈之性太强故去之，生地的凉血之性较熟地强故易之。患者肺胃郁热，故在调和气血、通畅气机的基础上加连翘、赤小豆、酒大黄。连翘味苦性微寒，清热解毒，亦入血分，是一种非常好的消炎药和解毒剂，效果等同于西药的抗生素。赤小豆利水泻湿，行郁泻热，野菊花能清上焦头目之郁热；酒大黄上行头目，不速下也，清润而不攻下。

将四物汤去川芎调和气血，柴胡、黄芩调畅气机，疏通枢机道路，再加以连翘、赤小豆、野菊花、石膏、酒大黄用于清肺胃热，紫草与浮萍有清热凉血透疹之效，地肤子与白鲜皮为皮肤科常用药，以皮达皮，具有清热除湿、止痒的作用。诸药合用标本兼顾，共奏调和气血，通畅气机，清肺胃热之功。

中医辨证论治痤疮案1例
——痰热瘀结证

一、病史资料

1.一般信息

王某某，男，25岁，2023年4月4日，清明前1天。

2.病史

主诉：颜面痤疮2年，加重1月。

现病史：患者诉2年来最初颜面部可见小丘疹，脓疱，后来慢慢变成囊肿、结节。近一年来痒痛甚，每当挤出脓液之后脓疱处就形成瘢痕，油脂分泌旺盛，前额及两侧脸颊可见瘢痕及色素沉着，伴口臭，身热汗出，口渴喜饮，大便秘结，小便短赤。舌红，苔黄腻，脉滑。予中医辨证论治，处方加减：生地15g，当归15g，炒白芍15g，黄芩10g，柴胡15g，连翘20g，紫草15g，地肤子20g，白鲜皮20g，石膏50g，酒大黄15g，茯苓15g，半夏15g，赤小豆15g，野菊花20g，三棱9g。共6剂，免煎颗粒冲服，分早晚饭后40min温服，每次一格。患者严格忌：辛辣刺激的调味品：如葱、姜、蒜、韭菜等；海鲜：如虾、蟹、贝、海、带鱼等；肉类：禁食羊肉、牛肉等，可多食瘦肉；酒水饮料：严格忌口白酒、红酒、可乐、雪碧等；杂类：严格忌口麻辣烫、火锅、烧烤等。忌口时间以半年为佳，期间注意多喝水、运动，以及按时休息。

2023年4月11日二诊，患者面部痤疮多处消退，颜色已淡，未见新起，夜寐可，继以调方，原方石膏增至60g，加厚朴15g，丹参15g。6剂，服法、忌口同上。

2023年4月18日三诊，患者自诉面部痤疮已基本消失，面部光洁，气色转佳，嘱患者再服7剂，效不更方。需严格忌口，忌口同前；忌口时间以半年为佳，期间注意多喝水、运动、按时休息。服用7d中药汤剂后诸证悉平，至2023年4月25日未出现任何系统症状与不适。

个人史及过敏史：无特殊。

婚育史：未婚。

家族史：无特殊。

二、辅助检查

2023-4-4常规心电图：①窦性心动过速；②ST改变；③长QT间期。2023-04-04：37尿沉渣定量：尿pH5.00↓、管型4.85/LPF、尿比重1.033。2023-04-04：14生化全项：肌酐102μmol/L、血尿酸548μmol/L、二氧化碳结合力4.4mmol/L↓↓、胱抑素C0.55mg/L↓、总蛋白87.98/1、白蛋白57.2-g/L、谷草转氨酶8UAL↓、碱性磷酸酶146U/L、超氧化物歧化酶测定293U/ml、锌26.40mmol/l、钠131.00mmol/l↓、氯97.60mmol/L↓。2023-04-25：14胰腺炎两项，脂肪酶测定165.90U/L。2023-04-04：23离子测定：钠132，90mmol/L↓。2023-04-0409：20血常规CRP：白细胞10.61×10⁷/l、淋巴细胞比例19.50%↓、嗜酸性粒细胞比例0.20%↓、中性粒细胞绝对值7.75×10⁷/l、单核细胞绝对值0.68×10⁹A、嗜酸性粒细胞绝对值0.02×10⁹/l↓、红细胞6.41×10¹²/l、血红蛋白188/l、红细胞压积57.20%。2023-04-04腹部DR：腹部立位平片未见明显异常改变，必要时进一步检查。2023-04-04彩超检查（◆肝、胆、胰、脾、双肾）+（泌尿系）床旁，诊断意见：肝脏实质回声致密（建议结合实验室检查），胆、脾、双肾、输尿管、膀胱、前列腺、精囊腺声像图未见明显异常。2023-04-04胸部CT：右肺中叶内侧段细索条脂肪肝，肝内钙化灶。

三、中西医诊断与诊断依据

1.中医诊断（包括病名以及证候诊断）

主病主证：痤疮 痰热瘀结。

患者以"颜面痤疮2年，加重1月"为主诉，多责之于肝，与肺胃、脾肾关系密切。本病患者，情志不遂，气血失调，加之饮食不洁，嗜食辛辣、油腻、肥甘之品，导致胃肠积湿生热，而肺与大肠相表里，导致湿热之邪上扰肺，肺胃蕴热上蒸阻于皮肤。加之为青年人，阳盛之体，热毒容易侵袭上部，热毒深重，痰瘀互结而出现囊肿结节。患者患病已久，但仍可见有新发丘疹和脓疱等，因此证属痰瘀热互结。

2.西医诊断（临床诊断或病理诊断）

①痤疮；②皮肤感染；③丝状疣；④高尿酸血症；⑤低钠血症；⑥脂肪肝。根据患者的症状、体征可以明确。

四、干预措施

1.治疗方案

2023年4月4日，西医治疗外，患者中医诊断以痤疮 痰热瘀结证明确，综合其他症状及患者体质、当地气候等因素，治宜；治法：清热化痰散瘀；方药：生地15g，当归 15g，炒白芍 15g，黄芩 10g，柴胡 15g，连翘 20g，紫草 15g，地肤子 20g，白鲜皮 20g，石膏 50g，酒大黄 15g，茯苓 15g，半夏 15g，赤小豆 15g，野菊花 20g，三棱 9g。共 6 剂，免煎颗粒冲服，分早晚饭后 40min 温服，每次一格。

2.医生嘱咐

按时服药，避风寒，患者严格忌：①辛辣刺激的调味品：如葱、姜、蒜、韭菜等；②海鲜：如虾、蟹、贝、海、带鱼等；③肉类：禁食羊肉、牛肉等，可多食瘦肉；④酒水饮料：严格忌饮白酒、红酒、可乐、雪碧等；⑤杂类：严格忌口麻辣烫、火锅、烧烤等。忌口时间以半年为佳，期间注意多喝水、运动、按时休息。调畅情志，7d 后再次评估。

五、疗效转归

2023 年 4 月 11 日二诊，患者面部痤疮多处消退，颜色已淡，未见新起，夜寐可，继以调方，原方生石膏增至 60g，加厚朴 15g，丹参 15g。6 剂，服法、忌口同上。

2023 年 5 月 18 日三诊，患者自诉面部痤疮已基本消失，面部光洁，气色转佳，嘱患者再服 6 剂，效不更方。需严格忌口，忌口同前；忌口时间以半年为佳，期间注意多喝水、运动、按时休息。服用 6d 中药汤剂后诸证悉平，至 2023 年 5 月 26 日未出现任何系统症状与不适。身体情况较前明显改善；睡眠正常，质量可；大便规律，无明显其他不适症状，结合舌脉，可判定为诸症悉平。考虑到患者特殊的身体体质，以及中医学中病即止的基本原则，予以停药，停药期间内无症状反复及其他不适症状的出现，待其他指标平稳后，于 2023 年 4 月 11 日自动出院。

临证体会

本案中，该痤疮症患者以"面痤疮 2 年，加重 1 月"为主诉入院，本病患者，情志不遂，气血失调，加之饮食不洁，嗜食辛辣、油腻、肥甘之品，导致胃肠积湿生热，而肺与大肠相表里，导致湿热之邪上扰肺，肺胃蕴热上蒸，湿热阻于皮肤。加之为青年人，阳盛之体，热毒容易侵袭上部，热毒深重，痰瘀互结而出现囊肿结节。患者患病已久，但仍可见有新发丘疹、脓疱等，发为痤疮，证属痰瘀热互结。故治疗痤疮之法，以清热化痰散瘀为主。方中柴胡味苦性平，具有和解少阳、除寒热、疏肝解郁的功效。黄芩味苦性平具有清少阳之火，除湿热的功效。现代药理更是表明黄芩具有杀菌抗病毒、消炎抗过敏的用途。柴胡升气，归胆经；而黄芩降气，归肺经。肝气以升为顺，肺气以降为和，升降得调，气机则畅。生地黄凉血、养阴、生津，常用于热病的衄血和斑疹。白芍具有养阴柔肝，和血敛阴，缓急解痉之功效。当归具有补血活血，调经止痛的功效，当归味甘而补，味辛而散，与和血敛营、柔肝缓急白芍相伍，既可养心肝阴血，以柔肝体助肝用，又可祛除柴胡截肝阴之弊。张定华主任认为气血不调影响全身血液的循环，故其用四物汤去川芎，以生地易熟地，因川芎燥烈之性太强故去之，生地较熟地有凉血性故易之。患者肺胃郁热，在调和气血、通畅气机的基础上加连翘、赤小豆、酒大黄。连翘味苦性微寒，清热解毒，散热消肿，赤小豆利水泻湿，行郁泻热，野菊花能清上焦头目之郁热；酒大黄上行头目，不速下也，清润而不攻下。

柴胡、黄芩调畅气机，疏通枢机道路，再加以连翘、赤小豆、野菊花、石膏、酒大黄用于清肺胃热，紫草有清热凉血透疹之效，地肤子与白鲜皮为皮肤科常用药，以皮达皮，具有清热除湿、止痒的作用。野菊花、黄芩兼顾清热散结的功效，茯苓健脾利湿化痰，当归、三棱，活血化瘀、通络止痛，半夏、厚朴清热化痰，软坚散结。诸药合用标本兼顾，共奏清热解毒化痰，活血祛瘀之功。

失眠病病例汇总

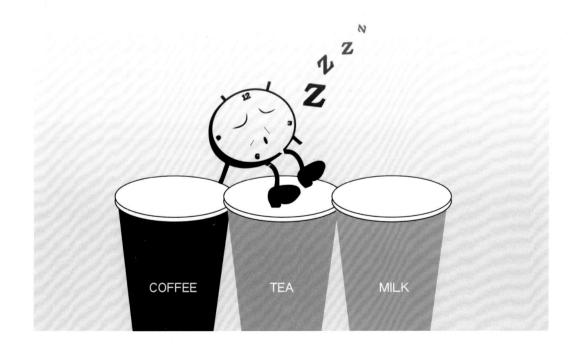

失眠症中医临床实践指南（WHO/WPO）

TCM clinical guidelines of insomnia research group（WHO /WPO）

中医科学院失眠症中医临床实践指南课题组

（中国中医科学院，北京，100700）

一、中医学概念

失眠，中医学中称为"不寐""目不瞑""不得眠""不得卧"，但内容含义并不完全一致，现代中医学与现代医学称谓相同。

不寐是指患者不能闭目睡眠，但不得卧则不是专指失眠，而是指因病不能平卧，从本质上说是因其他疾病导致的睡眠障碍。

中医学认为，失眠的病因主要有外邪所感、七情内伤、思虑劳倦太过或暴受惊恐，亦可因禀赋不足、房劳久病或年迈体虚所致。其主要病机是阴阳、气血失和，脏腑功能失调，以致神明被扰、神不安舍。

二、西医学概念

关于失眠的定义有几种情况：失眠、失眠症、失眠综合征。

失眠是一种常见症状，正常人可能偶尔发生，持续性出现失眠症状大多是疾病的表现。失眠症是指持续相当长时间对睡眠的质和量不满意的状况，不能以统计上的正常睡眠时间作为诊断失眠的主要标准。若要由精神、神经和躯体等疾病引起的失眠或作为伴发症状，称之为失眠综合征，而不能诊断为失眠症。

失眠通常指患者对睡眠时间和/或质量不满足并影响白天社会功能的一种主观体验。

FrankJ·Zorick援引美国国立心脏病、肺和血液研究所失眠工作组对失眠的定义说："失眠是不充分和质量差的睡眠的体验，表现为下面一个或多个特征：入睡困难，睡眠维持困难，早醒，无舒爽睡眠。"失眠也包括白昼的结果，例如疲劳、缺乏精力、注意力不集中、兴奋性降低。

目前认为，失眠症的确切定义应从失眠的主观感受，失眠所致的日间不良后果（如疲劳、注意力下降、打盹等）与客观检测（多导睡眠脑电图等）三方面结合来描述。

三、诊断与鉴别诊断

（一）诊断

1.凡是以不易入睡，睡中易醒，甚至彻夜难眠为主要临床表现者，均可诊断为失眠。

2.常因失眠而产生疲劳、倦怠、乏力、不思饮食、工作能力下降等症状。

3.临床检查未见器质性病变，多导睡眠图检查可见睡眠结构紊乱表现。结合睡眠量表、有关生物化学检查加以确立。

4.排除郁证等疾病所导致的睡眠障碍。

（二）鉴别诊断

失眠（不寐）应与脏躁、烦躁、胸痹、头痛、郁证相鉴别。

1.失眠与脏躁

失眠的难以入睡与脏躁严重者的难以入睡很相似。但失眠以彻夜难睡或自觉不易入睡为主，心烦不安多为兼症；脏躁以烦躁不安，哭笑无常为主症，睡眠不安为兼症。失眠多因外感病邪、内伤阴血不足、脑失所养、心肾不交等所致；而脏躁多有精神因素，为忧愁思虑过度、情绪抑郁、积久伤心、脑神失养，或产后亡血伤精，心脾阴亏，上扰脑神所致。

2.失眠与烦躁

二者均有烦躁和失眠也可有同样的病因，失眠所兼的烦躁常发生在失眠以后；而烦躁所伴见的失眠，多是先有烦躁，而后失眠。

3.失眠与胸痹

失眠与胸痹均易产生心烦、失眠的表现。但单纯失眠多与精神情志因素有关，而胸痹的失眠多发生在患病后，情绪过于紧张，并有胸中窒闷疼痛的感觉。

4.失眠与头痛

失眠严重时，常因大脑得不到休息，而出现头痛，这种头痛无明显的规律和固定的部位，而头痛可由各种原因引起，常有固定的部位，疼痛表现多样，经过睡眠头痛明显减轻。

5.失眠与郁证

郁证为情志抑郁之病症临床表现可见精神恍惚、精神不振、多疑善虑、失眠多梦，久则神思不敏、遇事善忘、神情呆滞。失眠在郁证中是兼证，病情表现比较轻。而失眠症则以失眠为主症，其余症状多是伴发症状。

四.辨证论治

（一）实证

1.肝郁化火证

主症：心烦不能入睡，性情急躁易怒，或入睡后多梦易惊。

次症：胸胁胀闷，善太息，口苦咽干，目赤，小便黄，大便秘结。

舌脉：舌红、苔黄，脉弦数。

病机：肝失疏泄，郁久化火。

治法：疏肝解郁，清热化火。

推荐方药：龙胆泻肝汤（《卫生宝鉴》）加减。

药物组成：龙胆草、生栀子、黄芩、醋柴胡、生地黄、车前子（包煎）、泽泻、灯心草、淮山药、煅磁石（先煎）、当归、生甘草、人参、天门冬、黄连、知母等。

2.痰热内扰证

主症：失眠时作，恶梦纷纭，易惊易醒。

次症：头目昏沉，脘腹痞闷，口苦心烦，不思饮食，口黏痰多。

舌脉：舌红、苔黄腻或滑腻，脉滑数。

病机：痰热内盛，扰乱心神。

治法：化痰清热，和中安神。

推荐方药：温胆汤《备急千金方》加减。

药物组成：竹茹、枳实、陈皮、清半夏、云茯苓、生姜、大枣、焦槟榔、生甘草。

3.胃气失和证

主症：失眠多发生在饮食后，脘腹痞闷。

次症：食滞不化，嗳腐酸臭，大便臭秽，纳呆食少。

舌脉：舌红苔、厚腻，脉弦或滑数。

病机：气机阻滞，胃失和健。

治法：消食导滞，和胃降逆。

推荐方药：保和丸（《丹溪心法》）加减。

药物组成：神曲、焦山楂、云茯苓、清半夏、陈皮、莱菔子、藿香、佩兰、连翘、紫苏叶、川厚朴、甘草。

4.瘀血内阻证

主症：失眠日久，躁扰不宁，胸不任物，胸任重物，夜多惊梦，夜不能睡，夜寐不安。

次症：面色青黄，或面部色斑，胸痛、头痛日久不愈，痛如针刺而有定处，或呃逆日久不止，或饮水即呛，干呕，或内热瞀闷，或心悸怔忡，或急躁善怒，或入暮潮热。

舌脉：舌暗红、舌面有瘀点，唇暗或两目暗黑，脉涩或弦紧。

病机：气滞血瘀，脉络瘀阻。

治法：活血化瘀，通经活络。

推荐方药：血府逐瘀汤（《医林改错》）加减。

药物组成：当归、生地黄、桃仁、红花、川芎、柴胡、桔梗、川牛膝、枳实、赤芍、甘草、牡丹皮、香附。

5.心火炽盛证

主症：心烦难眠，五心烦热。

次症：头晕耳鸣，口舌生疮，口干腰酸，梦遗滑精。

舌脉：舌红、苔干，脉细数。

病机：火热内盛，扰乱心神。

治法：清心泻火，养血安神。

推荐方药：导赤汤（《小儿药证直诀》），合交泰丸（《韩氏医通》）加减。

药物组成：生地黄、木通、黄连、肉桂（后下）、茯神、夜交藤、杭菊花、白芷。

（二）虚证

1.心脾两虚证

主症：头蒙欲睡，睡而不实，多眠易醒，醒后难以复寐。

次症：心悸、健忘，神疲乏力，纳谷不香，面色萎黄，口淡无味，食后作胀。

舌脉：舌淡苔白，脉细弱。

病机：心血不足，脾气虚弱。

治法：益气健脾，养心安神。

推荐方药：人参归脾汤（《正体类要》）加减。

药物组成：人参（另煎）、白术、黄芪、当归、远志、酸枣仁、茯神、木香、龙眼肉、生姜、大枣、甘草。

2.心胆气虚证

主症：心悸胆怯，不易入睡，寐后易惊。

次症：遇事善惊，气短倦怠。

舌脉：舌淡苔白，脉弦细。

病机：心血不足，胆气虚弱。

治法：益气养心，镇静安神。

推荐方药：安神定志丸（《医学心悟》）加减。

方药：人参、茯苓、柏子仁、远志、当归、酸枣仁、石菖蒲、乳香、琥珀粉冲服。如因病后体虚，汗出伤津，而见夜寐不安，则可选用酸枣仁汤《金匮要略》加减：酸枣仁、川芎、知母、炙甘草、茯苓、灯芯草炭。

3.心肾不交证

主症：夜难入寐，甚则彻夜不眠。

次症：心中烦乱、头晕耳鸣、潮热盗汗，男子梦遗阳痿，女子月经不调、健忘、口舌生疮、大便干结。

舌脉：舌尖红少苔，脉细。

病机：阴液亏虚，阳气偏亢，既济失调。

治法：交通心肾，补血安神。

推荐方药：交泰丸（《医方集解》），天王补心丹（《摄生秘剖》）加减。

药物组成：生地黄、玄参、丹参、人参（另煎）、茯苓、远志、五味子、桔梗、柏子仁、黄连、肉桂（后下）、莲子心。

4.阴虚火旺证

主症：虚烦不眠，入睡困难，夜寐不安，甚则彻夜难眠。

次症：手足心热，盗汗，口干少津，健忘耳鸣，腰酸梦遗，心悸不安。

舌脉：舌红、少苔，脉细数。

病机：阴精亏损，虚火亢旺。

治法：滋阴降火，清热安神。

推荐方药：黄连阿胶汤（《伤寒论》）加减。

药物组成：黄连、阿胶（烊化）、鸡子黄、白芍、生姜、大枣、牡丹皮、地骨皮、黄芩。

（三）建议使用的服用药物方法

根据中医阴阳睡眠理论：平旦阳气升，日中阳气隆。结合现代时间生物学的认识和我们的临床体会，建议采用明代许书微提出的服用药物方法："日午间，夜睡服。"要求失眠患者在每天中午饭后1h和晚饭后1h服用，这种服用药物的方法，古人已有经验，临床上可以收到较好的疗效。

五、其他治疗方法

（一）中成药治疗

1.常用药目

（1）柏子养心丸，每次6g水蜜丸每日分2次服。适用于心气虚寒、心悸易惊、失眠多梦、健忘等症。

（2）枣仁安神液，10~20ml/次，1次/d，临睡服。适用于心肝血虚引起的失眠、健忘、头晕、头痛等症状。

（3）人参养荣丸，每次9g蜜丸，2次/d。适用积劳虚损，呼吸少气，行动喘息，心虚惊悸，咽干唇燥，舌淡，脉细弱无力。

（4）天王补心丹，蜜丸每次9d，2次/d。适用于阴亏血少。虚烦少寐，心悸神疲，梦遗健忘，大便干结，口舌生疮，舌红少苔，脉细而数。

（5）归脾丸，蜜丸，每丸重9d，空腹时，服1丸/次，开水送下，3次/d。适用于失眠、易醒，醒后难以复寐。心悸、健忘、神疲乏力，纳谷不香，面色萎黄，口淡无味，食后作胀。舌质淡苔白，脉细弱。

（6）七叶神安片，口服，一次50~100mg，3次/d；饭后服。适用于心气不足所致的心悸、失眠、神经衰弱、偏头痛等。

（7）健脑补肾丸，口服，淡盐水或温开水送服，15粒/次，2次/d。适用于健忘失眠，头晕目眩，耳鸣心悸，腰膝酸软，肾亏遗精，神经衰弱和性功能障碍等病症。

（8）朱砂安神丸，口服，1丸/次，日服1~2丸。温开水或灯心汤送下。适用于心烦失眠、心悸怔忡，舌苔薄黄，脉细数。

2.服用具有安神作用的中成药应当注意的问题

（1）用药前要按照中医辨证论治的原则，确定患者的疾病状态是属于何种中医证候类型，依照判断的证候类型，选择对应的中成药。

（2）感染、中毒、颅脑损伤引起的失眠及由慢性疲劳综合征、抑郁症、焦虑症、精神分裂症等引起的失眠，不宜自己按照指南选择药物治疗。应当及时到医院由专科医生治疗。按照说明书使用，必要时，可以与其他中成药联合使用。

（3）婴幼儿、老年人、孕妇和哺乳期妇女出现的失眠，建议由医生诊断后，按照医嘱选择适合的药物。

（4）伴有心悸的患者，应当及时查明原因，积极治疗心悸或脉结（早搏）。

（5）出现新的疾病时，可以考虑暂停使用中药。

（6）治疗失眠中成药的服用方法与汤剂的服用方法完全一致。

（7）外感发热、经常咳嗽、复发性哮喘等呼吸系统疾病的人，谨慎使用安眠药物。

（二）针灸治疗

1.体针

主穴：神门、三阴交、百会。

辅穴：四神聪。

配穴：心脾两虚加心俞、厥阴俞、脾俞穴。肝郁化火证加肝俞、胆俞、期门、大陵、行间。心肾不交加心俞、肾俞、照海穴。肝火上扰加肝俞、行间、大陵穴。胃气不和加中脘、足三里、内关穴。痰热内扰证加神庭、中脘、天枢、脾枢、丰隆、内关、公孙。阴虚火旺证加神庭、太溪、心俞、肾俞、郄门、交信。心胆气虚证加神庭、大陵、阴郄、胆俞、气海、足三里、丘墟。

2.皮内针

在心俞、肾俞穴埋入皮内针，可单侧或双侧埋之，取皮内针或5分细毫针刺入穴中，使之有轻度酸胀感，3d换1次，注意穴位清洁。

3.耳针

（1）取皮质下、心点、脾点、神门，埋压王不留行或绿豆。中等刺激，使患者有胀感，每天自行按摩数次，3~5d换压1次。

（2）常用穴：皮质下、交感、神门、枕、心、脾、肝、肾。

（3）随证加减：早醒加睡前。

（4）方法：在穴位处寻找敏感压痛点，用胶布贴生王不留行籽，嘱患者每日自行按压4~6次，每次10~15下，以穴位局部疼痛、发热，有烫感为佳。隔日换贴1次，双耳交替选用，10次1个疗程。

4.水针可参见有关临床报道。

5.皮肤针（梅花针）可参见有关临床报道。

6.电针

常用穴：百会、印堂、足三里、阳陵泉、内关、三阴交、四神聪。

方法：穴位常规消毒，选用28号1.5寸毫针，刺入深度不超过1寸，进针得气后，行快速小角度捻转1min，接上电针仪，选择连续波频率为5.0～6.0Hz，电流强度以患者能耐受为准，通电30min，去电后留针1～2h，每日针灸1次，4周1个疗程。

（三）刮痧调理

用刮痧板，在下列俞穴部位进行刮痧治疗。

1.头颈部：太阳穴、额旁、额顶带后1/3，顶颞后斜下1/3（双侧）；胆经的双侧风池穴。奇穴（四神聪、安眠穴）。

2.背部：膀胱经（双侧心俞、脾俞、肾俞）。

3.上肢：心经（双侧神门穴）。

4.下肢：脾经（双侧三阴交穴）。

（四）气功调理

气功是中医治疗疾病的重要方法之一，对于失眠的治疗应当首选静功、八段锦、内养功等，古人还有睡功也可供参考。一般来说，应用气功治疗失眠，可用以下简易方法。

1.晚临睡前，先观想一下百会穴、涌泉穴，从这两个穴位吸入天地自然之精气，使之在脐正中的神厥穴化合，再上行至手心劳宫穴，对治疗失眠大有益处。

2.卧床后，排除杂念，身体放松，默念"六字诀"以诱导入睡，六字诀即呼气声念："嘘、呵、呼、泗、吹、嘻"六字配六组，即"嘘"配肝，"呵"配心，"呼"配脾，"泗"配肺，"吹"配胃，"嘻"配三焦。此法对诱导入睡有益处。

3.取坐式。默念"空""松"，面带笑意。"空"须同时默念："身松息均意入静，意守丹田体似空，导引有疗经络通，人天合一乐无穷。""松"，首先从百会穴想起，头顶松→印堂松→人中松→喉头松→两肩松→胸部松→腹部松→臀和大腿松→膝和小腿松→涌泉松。"笑意"，嘴角微翘带笑意。每日早晚各1次，20min/次，逐步增加至1～2h。

对于失眠患者施用气功疗法最好是在医院中进行，回家练习时一定要听从医学气功师的指导。不要采用动作较大的气功疗法，注意了解每一种气功疗法的禁忌证。出现气功偏差时，及时到医院治疗。

（五）催眠治疗

催眠治疗的种类很多，如催眠术、催眠诱导技法、催眠音乐等。

催眠治疗是用暗示手法刺激视觉、听觉或触觉，或采用某些药物使人进入睡眠的生理心理状态。从而使患者不假思索地接受医生的治疗性建议。

暗示作用，能增进和改善人的心理、行为和机体的生理功能，是一种有效的心理治疗方法。暗示可以在催眠或觉醒状态下，后者又可分为两种，即他暗示与自暗示。他暗示是暗示者把某种观念暗示给被暗示者，使这种观念在被暗示者的意识与下意识中发挥作用。催眠术、催眠诱导技法中均存在这种成分。自暗示是人自己把已经理解的某种暗示作用于自己，使自己产生舒适、安静、瞌睡、心理放松的各种感觉。在催眠状态下，暗示的治疗作用是非常明显的，它可以使患者的意识阈狭窄，思维与联想受限、分析批判能力减弱，使被暗示者自觉接受施术者的暗示指令。当然，有时的催眠暗示亦并不是由人发出的，而是由机器或音乐所产生的，但它同样是暗示在起作用的。

催眠治疗的实施步骤：

向被施术者说明催眠术的性质、意义、方法和要求，让被施术者认真地去做。

要用一种简单的暗示测一测被施术者对暗示的承受能力，选择容易接受暗示人进行催眠治疗。

催眠治疗应在光线柔和、暗淡、安静的室内进行。令被施术者平躺在床上，安定情绪，放松肌肉。开始时要让被施术者凝视头部上方的微小灯光或其他发亮的物体，久视之后将产生视觉疲劳，然后进行语言的诱导暗示，反复耐心进行，直到被施术者进入催眠状态。

当被施术者进入催眠状态后，要根据其病症特点用事先准备好的暗示性语言进行治疗。

当施术即将结束时，应缓慢解除催眠状态，并逐渐暗示被施术者自我感觉良好，使其逐渐从被催眠状态下醒来，以免发生不适反应。

不是所有的催眠术都适应于失眠患者，可以采用比较柔和的音乐催眠，关键是要建立正常的睡眠节奏，使患者恢复自然睡眠。

（六）心理治疗

本指南推荐多种心理治疗方法，可请专科医生诊治。

1.情志疏导法。

2.以情胜情法。

3.移情易性法。

4.释疑解惑法。

5.顺情从欲法。

6.行为指导法。

7.习以平惊法。

8.入静诱导法。

9.阴阳调适法。

10.精神内守法。

（七）预防方法

1.失眠为脑神的异常，故调摄精神状态，使喜怒有节，心情舒畅，脑神当有所养，则失眠即可避免。

2.劳逸结合，越是紧张的工作，越要注意休息，使体劳和脑劳相互协调。

六、睡眠养生方法指导

1.采用促进睡眠的方法

中医学治疗疾病的方法通常是综合性的，中医学对于睡眠障碍的患者是采用多种促进睡眠的方法，尽可能地减少药物的使用。其中常用的方法包括：

（1）芳香中药

利用中药的芳香、清凉、明目的作用，制成药枕，一方面治头疾，一方面促睡眠。药枕要根据季节的不同定期更换枕芯。春天阳气升发，万物复苏，人亦随之而气升，可选用桑叶青蒿枕，以舒达肝气；夏季炎热，人易汗出，可选菊花蚕砂枕，以清热除烦，安神助眠。秋季应选清凉枕，以绿豆枕清燥泻火。冬季宜选灯心枕，以透郁热而利尿。

（2）磁疗枕

磁疗枕对于睡眠障碍有一定的改善作用，适于短期失眠而对磁疗较为敏感的人群。

（3）按摩与导引

可以舒通经脉，缓急止痛，同时也有助于改善睡眠。常用按摩取穴有：头部选印堂、神庭、睛明、攒竹、太阳、角孙、风池等穴；腹部选中脘、气海、关元、天枢等穴；腰部选心俞、肝俞、脾俞、胃俞、小肠俞、肾俞等穴；四肢选内关、大陵、神门、足三里、丰隆、三阴交等穴。方法：头部可采用一指禅推法、揉法、抹法、按法、扫散法、拿法；腹部多采用摩法、按法、揉法；背部可沿脊柱两侧滚、揉或直擦、横擦、重点揉按背俞穴；四肢穴位多用按、揉手法。导引就是气功，要按照医学气功师的要求，选择适合自己身体情况的气功方法。

（4）食物

食物对人的睡眠有一定影响，既可使疲倦的人们兴奋，也可以使兴奋的人们安然入睡。

2.采用辅助性促进睡眠方法

（1）睡眠前要清扫房间，驱散房间中的异味，以使空气新鲜，进而呼吸通畅。

（2）寝室内不要有噪声、强光、蚊虫等外界条件的干扰，室内温度合适，卧具被褥干净整洁，柔软舒适；睡眠时穿宽松、吸汗的睡衣。

（3）催眠诱导的方法有很多种，但均需要由专职的催眠诱导技师进行，不可以滥用。

3.慢性失眠患者应当采用的中医睡眠养生方法

（1）对于慢性失眠的患者，一定要在医生的指导下，坚持服用药物。长期使用西药的人，可以适当配合使用抗组胺类药物，如异丙嗪、盐酸氯苯那敏等。短期内服用3~7d左右，这样可以利用抗组胺药物来改善患者的睡眠，并可减少安眠药物的用量。

（2）长期服用安眠药物的患者如果突然停用药物会使失眠更加严重。应当在继续使用3~7d的同时，逐渐减少安眠药物的用量。已经形成药物依赖的患者，要首先改换成其他药物，同时配合使用中药或者针灸。

（3）睡前要减少看电视的时间，可以听一些柔和的音乐，特别是民俗音乐。失眠可能涉及多种疾病，因此要分情况区别对待，针对患者的具体情况，采用不同的音乐疗法。

（4）坚持睡前用温水泡脚对睡眠有一定的帮助，还可同时配合足底按摩，或者其他外用的治疗方法。

（5）不要养成熬夜的习惯，要使睡眠时间变得规律。选择适合自己的枕头、被褥，并经常改变睡眠的姿势。连续加班以后，至少要有3d的正常工作时间，让自身睡眠节律能够自然恢复。

（6）在治疗的恢复期，可以根据自己的实际情况，适当选择能够改善睡眠的保健食品。

（7）心理治疗对失眠患者来说是十分重要的，要经常开导那些有各种情绪障碍的人，使之消除抑郁或焦虑的情绪，保持良好的心态，要提醒这些人群设法营造一个宣泄郁闷的场所，将负面情绪得到释放。

（8）因为各种原因失眠而导致体重下降的人群，要提醒他们服用一些改善消化吸收功能的中药，增加食欲，提高耐受失眠的能力。

（9）保持家庭的和睦是缓解精神紧张的重要方法，避免不愉快的事件影响睡眠。

（10）请专科医生治疗是提高失眠症临床疗效的关键。

中医辨证论治月经过少伴失眠医案1则
——肝郁脾虚证

一、病史资料

1.一般信息

患者胡某，女，29岁，2023年2月28日就诊。

2.病史

主诉：月经量少伴失眠4月余。

现病史：患者4月前无明显诱因出现，月经周期不规律，伴月经量减少，患者未给予重视。2023年2月28日前来就诊，刻下症见：患者神清，面色略黄，正常面容，神疲气短，平素健忘易怒，多汗，头晕头痛，夜寐欠佳，难以入睡，纳差，二便正常。余无明显不适。舌质淡红，苔白腻，舌两边有齿痕，脉弦滑。

既往史：既往无慢性胃炎、子宫肌瘤、多囊卵巢综合征等疾病史。无妇科宫腔操作史。

个人史及过敏史：生于本地久居本地，无药物及食物过敏史。

月经及婚育史：已婚育。

家族史：无特殊。

一诊舌象：

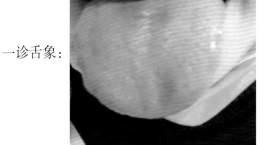

3.体格检查

T：36.6℃，R：21次/min，BP：127/76mmHg，P：87次/min。一般情况：患者神清，面色略黄，正常面容，双眼睑无浮肿，气短乏力；神志清晰，思维正常；问答切题，能详细叙述病情症状，心前区未闻及病理性杂音；腹平软，紧张度正常，无胃肠型蠕波动，无压痛、反跳痛，肝脾肋下未及，肝脾肾区无叩击痛，墨菲征阴性，肠鸣音正常，四肢肌力及肌张力正常，生理反射存在，病理反射未引出。

二、辅助检查

妇科彩超检查未见明显异常。

三、中西医诊断与诊断依据

1.中医诊断（包括病名以及证候诊断）

主病主证：月经过少　肝郁脾虚证。

2.西医诊断（临床诊断或病理诊断）

①月经紊乱；②失眠。

四、干预措施

1.治疗方案

2023年2月28日，患者拒绝西医激素治疗，中医诊断以月经过少　肝郁脾虚证为主病主证明确，综合其他症状及患者体质、西北气候等因素，选用方剂逍遥散加减，治法：疏肝行气、健脾养血；方药：柴胡15g，熟地黄15g，肉桂6g（后下），制淫羊藿15g，仙茅10g，黄芪15g，当归12g，川芎10g，麸炒白术15g，炒鸡内金15g，合欢皮15g，首乌藤15g，煅磁石30g（先煎），郁金10g，藁本10g，白芷15g，共12剂，水煎服，每剂200ml，每日1剂，午饭、晚饭后服用。

2.医生嘱咐

规律服药，避风寒，忌辛辣刺激、肥甘厚腻、生冷寒凉之品，少熬夜、适量运动、调畅情志。

五、疗效转归

2023年3月14日二诊，患者神清，面色略红润，正常面容，自诉神疲气短改善，情绪多变、易怒、多汗症状减轻，夜间睡眠时间延长，可睡6h左右，自觉睡眠质量尚可；身体情况较前明显改善；食欲增加，二便规律；本月月经未至。头痛头晕减轻，无明显其他不适症状，结合舌脉，可判定为诸症俱好转。调整方药：去白芷、郁金、藁本，加独活15g，土茯苓15g。

2023年4月2日中医四诊，患者神清，面色红润，正常面容；语声洪亮，吐词清晰，思维正常；问答切题，能详细叙述病情症状，诉本次月经量增多，经期4d，无痛经、无血块，自觉精神状态佳，失眠症状消失，夜间睡眠时间7~8h左右，多梦盗汗症状消失，睡眠可；身体情况较前明显改善，食欲正常，二便规律，无明显其他不适症状；腹平软，无胃肠型蠕动波，无压痛反跳痛，肝脾肋下未及，肝脾肾区无叩击痛，墨菲征阴性，肠鸣音正常，四肢肌力及肌张力正常，生理反射存在，病理反射未引出。舌淡红，舌苔薄白，（如图2-2）脉缓滑。

四诊舌象：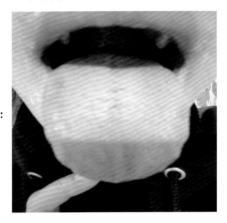

临证体会

本案中，该患者以"月经量少伴失眠4月余"为主诉入院，症状上以月经量少主症，兼以失眠为辅症，且平素易怒，纳差，乏力，结合舌脉，故中医辨病辨证为月经过少 肝郁脾虚证；病因方面，经病史询问发现该患者既往月经量正常，此次月经量减少因平素饮食欠佳所致，故发病以脾虚为本；脾胃相表里，"胃不和则卧不安"，故夜寐欠安；肝郁者疏泄不畅，气机不能调达，日久则情绪易怒；根据五行生克制化理论，肝病及脾，使脾之气血生化乏源不能濡养胞宫，经血乏源而量少。正如张仲景《金匮要略》中所言："见肝之病，知肝传脾，必先实脾。四季脾旺不受邪，"应为此意，故笔者辨治为肝郁脾虚证，选用主方以逍遥散加味，逍遥散为肝郁血虚，脾失健运之证而设。肝为藏血之脏，性喜条达而主疏泄，体阴用阳。若七情郁结，肝失条达，或阴血暗耗，或生化之源不足，肝体失养，皆可出现胁痛、寒热、头痛、目眩等症随之而起。《灵枢·平人绝谷篇》曰："神者，水谷之精气也。"神疲食少，是脾虚运化无力之故。脾虚气弱则统血无权，肝郁血虚则疏泄不利，所以月经不调，乳房胀痛。此时疏肝解郁，固然是当务之急，而养血柔肝，亦是不可偏废之法。本方柴胡疏肝解郁，当归补气行气，味甘可以缓急，为肝郁血虚之要药。熟地黄-肉桂动静相配，刚柔相济，滋阴助阳；仙茅-淫羊藿温补肾阳。合欢皮-首乌藤-煅磁石三者解郁、养血、镇惊安神。黄芪-川芎补气行血，郁金助柴胡疏泻肝郁之热。甘德成主任善用鸡内金治疗诸多疾患，《滇南本草》记载："鸡内金，宽中健脾，消食磨胃。"如此配伍气血兼顾，肝脾并治，气血调和，诸症悉平。

中医辨证论治围绝经期综合征
——虚热上扰证

一、病史资料

1.一般信息

朱某，女，50岁。2021年10月26日初诊。

2.病史

主诉：间断性入睡困难伴焦虑3年余，加重2个月。

现病史：患者自诉3年前无明显诱因出现入睡困难，眠浅易醒，平均睡眠时间3~4h，每晚醒3~4次，当地医院诊治，给予间断服用艾司唑仑1mg，睡前1次。2个月前因工作原因，导致长期熬夜、生活作息及饮食不规律，失眠的症状加重。刻下症见：入睡困难、眠浅易醒、多梦，醒后难以再次入睡，频繁早醒，晨起及日间精神差、易倦怠，咽部异物感明显，平素易心烦易怒，时有闷闷不乐，少语，烘热汗出，手脚发凉，头昏沉，易健忘，纳差，口干，口苦，小便色黄，大便2~3d一行，质干。舌尖边红，有齿痕，苔白腻，脉弦滑。

既往史：既往高血压病史1年，BPmax：155/86mmHg，未服用药物控制血压，未监测血压。无子宫肌瘤、乳腺疾病等其他妇科疾病。

个人史及过敏史：无特殊。

月经及婚育史：已绝经。已婚，育有1子。

家族史：无特殊。

3.体格检查

T：36.5℃，R：20次/min，BP：131/83mmHg，P：78次/min。一般情况：患者神清，面色如常，正常面容，双眼睑无浮肿；神志清晰，思维正常；问答切题，能详细叙述病情症状，心前区未闻及病理性杂音；腹平软，紧张度正常，无胃肠型蠕波动，无压痛、反跳痛，肝脾肋下未及，肝脾肾区无叩击痛，墨菲征阴性，肠鸣音正常，四肢肌力及肌张力正常，生理反射存在，病理反射未引出。

二、辅助检查

性激素六项：FSH：86.66mIU/ml，E2：＜5.00pg/ml，P：0.132ng/ml，T：＜0.025ng/ml，PRL：883.30 IU/ml，LH：46.01mIU/ml。甲功全项无明显异常。

三、中西医诊断与诊断依据

1.中医诊断（包括病名以及证候诊断）

主病主证：不寐病　虚火扰心证。

2.西医诊断（临床诊断或病理诊断）

①围绝经期综合征；②失眠。

四、干预措施

1.治疗方案

2021年10月26日初诊，四诊合参，中医诊断以不寐病　虚火扰心证为主病主证明确，综合其他症状及患者体质等因素，方剂加味栀子豉汤方加减；治法：滋阴补血、养心安神，方药：焦栀子15g，淡豆豉15g，南沙参15g，北沙参15g，半夏10g，茯苓15g，化橘红15g，射干15g，麸炒僵蚕15g，山药30g，炒鸡内金15g，黄连10g，木香10g，砂仁6g（后下），合欢皮15g，首乌藤15g，煅磁石30g（先煎）。共12剂，水煎服，每剂200ml，每日1剂，午饭、晚饭后服用，加艾司唑仑1mg po qn，规律服药。

2.医生嘱咐

避风寒，忌辛辣刺激、肥甘厚腻、生冷寒凉之品，少熬夜、适量运动，同时进行心理指导和睡眠健康教育。

五、疗效转归

2021年11月8日二诊，患者诉加服中药汤剂后较单纯服用艾司唑仑睡眠质量改善，入睡困难较前好转，多梦减少，仍有易醒，每晚醒2~3次，但醒后可复寐，睡眠时间稍延长，可睡5h左右，日间精神状态较前好转，情绪可控制，偶烦躁，健忘较前有所恢复，烘热汗出仍存，手脚发凉、口干、口苦、咽部异物感较一诊改善，纳差，小便可，色淡黄大便，2d一行，质干，舌尖边红，有齿痕，苔白腻，脉弦滑。继续在每晚睡前服用艾司唑仑1mg po qn。原方去南北沙参，加醋香附10g，共6剂，服法同前。

2021年11月15日三诊，患者诉入睡困难较前明显好转，偶有多梦，每晚醒1~2次，醒后易寐，睡眠时间延长，可达5~6h，晨起精神可，偶有烦躁、头昏、健忘，较二诊有所恢复，烘热汗出、手脚发凉较前好转，口干、口苦、咽部异物感明显改善，纳食尚可，二便可，舌质淡，有齿痕，苔少，脉弦细。二诊方去射干和僵蚕，加黄芪15g，知母15g。共12剂。继续服用艾司唑仑片。

2021年11月28日四诊，服药1个月，患者诉夜间睡眠良好，晨起自觉精神状态可，情绪良好，烦躁易怒明显减少，纳可，小便可，大便1d一次，略干，舌质黯淡，有齿痕，苔少，脉弦细。停用艾司唑仑片。继续服用三诊中药汤剂，共6剂。

2021年12月5日五诊，方去茯苓、香附，加麸炒白术15g，间断服用中药汤剂。后随访半年，诉现间断口服中药汤剂，上述症状再无发作，夜间睡眠时间平均6h，未服用艾司唑仑等其他助眠药物。

<h2 style="text-align:center">临证体会</h2>

按：中医学认为，精气血是情志产生及变化的物质基础。《素问·上古天真论》曰："女子……七七任脉虚，太冲脉衰少，天癸竭，地道不通，"围绝经期女性易存在肝肾不足的病理特征，阴血不能濡养心神，故围绝经期女性易出现情志不宁的特点。《医宗金鉴·订正金匮要略》云："脏，心脏也。心静则神藏，若为七情所伤，则心不得宁，而神躁扰不宁也。"一者，思忧过甚，易生心火，火盛伤及心阴，致心阴亏损；一者，肝血虚，肝气失和，日久易变累及他脏。本例患者失眠发生于围绝经期，平素生活工作压力大、长期熬夜、生活作息不规律，致肝气郁结不舒，气血郁结，积病日久，肝郁化火夹痰，上扰心神，致心神不宁，出现烦躁、易怒、口干、口苦、入睡困难、眠浅易醒、醒后难复寐。病久肝病及脾，横犯脾胃，脾失健运，则有纳差、腹胀满之症，脾气不运，内生痰浊，上蒙闭心神，而有头昏沉、寐差。患者正处围绝经期，此期女性易肾精亏虚，肾主骨生髓，脑为髓海，肾精匮乏，脑失充养，易健忘；肾阴不足则虚热内生，见烘热汗出、手脚发凉。肝主筋，肝失调达气机，血不归肝濡养本脏，则筋失所养，故晨起精神倦怠、易疲乏。结合舌脉，辨证属肝郁脾虚证，兼心火炽盛。

方用加味栀子豉汤疏肝健脾，养阴清心，养血安神。焦栀子为君，清泄上下之火，肾水虚不能制约心火，心火旺则扰乱心神，加黄连-合欢皮-首乌藤以泻心火，安心神，加煅磁石增强安神之功；患者时有咽部异物感，加南北沙参滋养肺阴，加射干-麸炒僵蚕以利咽；加化橘红-半夏-茯苓三者取二陈汤之意，加山药-炒鸡内金，五药共用健运脾胃，一者杜生痰之源；二者补养后天之本，以防肝病及脾，以先安未受邪之地；加木香-砂仁增强疏肝行气之功；全方共奏调肝健脾，清心安神之功。

综上所述，甘德成主任治疗围绝经期综合征注重围绝经期女性的生理特点，认为围绝经期正常的生理变化以肾虚为本，但情志致病，肝易先受之，累及他脏，使人体气机、气血阴阳失调，气火痰瘀湿郁兼夹，扰乱心神，发为失眠，故其认为围绝经期失眠的病机特点肾虚为本，发为肝郁，继而脾困，心神承之，治疗要在补肾、调肝、运脾、清心、养血，和调五脏气血阴阳，病证症体合辨，诸病悉平。

中医辨证论治失眠医案1则
——痰热内扰证

一、病史资料

1.一般信息

患者李某某，女，49岁，于2023年3月23日初诊。

2.病史

患者自诉不易入睡，易醒，口苦，进食后加重，晨起头昏，平素乏力，心烦易怒，情绪不佳，纳差，小便正常，大便微稀溏，舌质暗红，苔黄腻，脉弦数。

舌象：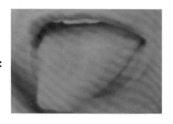

诊断：不寐。

证型：痰热内扰证。

治法：清热化痰，平肝安神。

方药：温胆汤加减。

药物组成：
竹茹15g	枳实15g	半夏15g	陈皮15g
茯神3g	石菖蒲20g	珍珠母30g（先煎）	牡蛎30g（先煎）
北五味子20g	炒川楝子3g	干姜10g	天麻20g
白术15g			

共6剂，水煎早晚分服，每日1剂。

二、疾病转归

2023年4月9日二诊，患者情绪好转，头晕症状缓解，乏力明显减轻，食纳尚可，小便正常，大便稍偏稀，舌质红，苔薄黄腻，脉弦数。

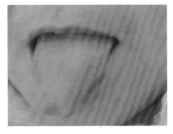

舌象：

调方如下： 竹茹15g　　　枳实15g　　　半夏15g　　　　　陈皮15g

茯神30g　　　石菖蒲20g　　珍珠母30g（先煎）　牡蛎30g（先煎）

北五味子20g　干姜10g　　　黄连3g　　　　　　白术15g

制远志20g　　薏苡仁30g　　甘草6g

共6剂，水煎早晚分服，每日1剂。

临证体会

患者由于情志不遂，胆失疏泄，气郁生痰，痰浊内扰，胆胃不和所致。胆为清净之府，性喜宁谧而恶烦扰。若胆为邪扰，失其宁谧，则心烦不眠、夜多异梦、惊悸不安；胆胃不和，胃失和降，则食纳差；痰蒙清窍，则可发为头晕。治宜清热化痰，平肝安神。方中半夏辛温，燥湿化痰，和胃止呕，为君药。臣以竹茹，取其甘而微寒，清热化痰，除烦止呕。半夏与竹茹相伍，一温一凉，化痰和胃，止呕除烦之功备；陈皮辛苦温，理气行滞，燥湿化痰；枳实辛苦微寒，降气导滞，消痰除痞。陈皮与枳实相合，亦为一温一凉，而理气化痰之力增。佐以石菖蒲开窍豁痰，醒神益智，化湿开胃，以杜生痰之源；取黄连之清上焦之热，除心火，除烦安神；干姜兼制半夏毒性；茯神、珍珠母、牡蛎、制远志相配伍以平肝潜阳，养心镇静安神；以甘草为使，调和诸药。综合全方，半夏、陈皮、干姜偏温，竹茹、枳实偏凉，温凉兼进，令全方不寒不燥，理气化痰以和胃，胃气和降则胆郁得舒，痰浊得去则胆无邪扰，如是则复其宁谧，诸症自愈。

中医辨证论治失眠医案1则
——痰湿中阻证

一、病史资料

1.一般信息

患者马某，女，29岁，2023年2月26日初诊。

2.病史

患者自诉入睡困难，睡眠浅，易惊醒2月余，素有头晕、心慌、气短、乏力、情绪低落、月经量少，偶有延迟，食纳一般，大便2~3d一行，舌质淡，苔白厚，脉数。

舌象：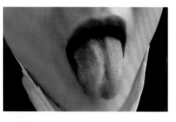

诊断：不寐。

证型：痰湿中阻证。

治法：理气化痰，健脾益气，安神除烦。

方药：温胆汤合归脾汤加减。

竹茹15克	枳实15克	半夏10克	陈皮10克
茯神30克	当归15克	炒白术30克	党参15克
黄芪20克	制远志15克	炒酸枣仁20克	莲子15克
白芍15克	柴胡10克		

6剂，每日2次，每次1剂，早晚饭后磨粉用水冲服。

二、疾病转归

2023年3月5日二诊，患者自诉睡眠改善，但仍觉眠浅易醒，偶有疲乏无力，纳差，舌质偏红，苔薄白，脉数。

舌象：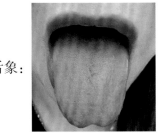

调方如下：

竹茹15克	枳实15克	半夏10克	陈皮10克
茯神30克	黄芪30克	制远志15克	炒酸枣仁20克
醋香附15克	五味子15克	制黄精15克	珍珠母30克
黄连9克	肉桂3克		

6剂，每日2次，每次1剂，早晚饭后磨粉用水冲服。

经中医治疗，患者于2023年3月13日三诊，自诉睡眠明显改善，食纳尚可，舌淡红，苔薄白，脉和缓。为巩固疗效，继续服用上方6剂，随访患者自诉症状均得以改善，观其舌质淡红，苔薄白，切脉和缓。

临证体会

患者入睡困难，睡眠不佳，眠浅易惊醒，属中医"不寐"病范畴。患者女性，形体消瘦，素体脾胃虚弱，运化失常，使得湿聚而痰生，同时，痰浊阻滞脾胃而使脾胃运化功能失调。痰湿中阻脾胃，则纳食不佳；痰蒙清窍，则患者头晕目眩，脾主四肢，然患者素体脾胃亏虚无以濡养四肢，故四肢乏力，湿困脾阳而神疲倦怠。痰湿下注，壅滞冲任，阻碍血海满盈，致月经延期，经量少，色淡。方用温胆汤合归脾汤加减，以理气化痰，健脾益气。方中竹茹、枳实、半夏、陈皮配伍，易方中茯苓为茯神，较茯苓安神之效更佳，共奏安神祛痰化湿之功；加当归、白术、党参、黄芪、远志、酸枣仁，诸药配伍为简易归脾汤，益气健脾，补血养心安神；加白芍、柴胡疏肝郁，养肝体，调情绪；莲子养心安神。二诊：患者睡眠改善，但仍觉眠浅易惊醒，纳差，考虑患者素体脾胃亏虚所致，调方仍以温胆汤为基础，重用黄芪，补益气血，加黄精补气健脾养阴，珍珠母、五味子宁心安神。

中医辨证论治失眠医案1则
——心胆气虚证

一、病史资料

1. 一般信息

患者廖某某，54岁，失眠20天，于2023年2月3日初诊。

2. 病史

患者自诉自觉烘热汗出、心悸、怕冷、睡眠差、颈后僵硬，自然绝经10年，既往有高血压病病史，服用"安博诺1片po qd"治疗，血压控制不佳，舌暗红，苔白厚，脉沉数。体征：心率90次/min

舌象：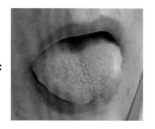

诊断：不寐。

证型：心胆气虚证。

治法：益气镇惊，和胃利胆，温补心肾。

处方：竹茹温胆汤合二仙汤加减。

竹茹15g	麸炒枳壳20g	法半夏10g	陈皮10g	茯神40g
炙甘草10g	酒仙茅10g	淫羊藿10g	制巴戟天10g	知母10g
黄柏15g	炒栀子15g	淡豆豉15g	葛根30g	煅磁石30g（先煎）
石菖蒲15g	五味子15g	桂枝15g		

共12剂，水煎分服，每日1剂。

2023年3月10日二诊，患者自诉睡眠稍有改善，出汗好转，自觉心悸、怕冷、颈后僵硬未有明显改善。既往有高血压病病史，服用"安博诺1片po qd"，血压控制不佳。二便调。舌暗红，苔白厚，脉和缓。

二、疾病转归

中药处方：温胆汤合二仙汤合甘麦大枣汤加减。

竹茹15g	麸炒枳壳20g	法半夏10g	陈皮10g	茯神40g
炙甘草30g	麦冬10g	大枣30g	制巴戟天10g	浮小麦50g
黄柏15g	五味子15g	制远志15g	山萸肉30g	炒酸枣仁15g

共12剂，水煎分服，每日1剂。

临证体会

患者素体心虚胆怯、易受惊恐、神魂不安、夜不能寐、伤及心脾、心伤则阴血暗耗，以致神不守舍；脾伤则气血亏虚，以致心神失养，心神不安。不寐病位主要在心，与肝、脾、肾关系密切。因心主神明，神安则寐，神不安则不寐。血之来源，由水谷精微所化，上奉于心，则心得所养；受藏于肝，则肝体柔和；统摄于脾，则循经运行；调节有度，化而为精，内藏于肾，肾精上承于心，心气下交于肾，阴精内守，卫阳护于外，阴阳协调，则神志安宁。思虑、劳倦伤及诸脏，精血内耗不入阴，以致不寐。患者因素体胆气不足，复由情志不遂，胆失疏泄，气郁生痰，痰浊内扰，胆胃不和所致。胆为清净之府，性喜宁谧而恶烦扰。若胆为邪扰，失其宁谧，则胆怯易惊、心烦不眠、夜多异梦、惊悸不安；胆胃不和，胃失和降，则呕吐痰涎或呃逆；治宜益气镇惊，和胃利胆，温补心肾。方中半夏辛温，燥湿化痰，和胃止呕，竹茹，取其甘而微寒，清热化痰，除烦止呕。半夏与竹茹相伍，一温一凉，化痰和胃，止呕除烦之功备；陈皮辛苦温，理气行滞，燥湿化痰；枳实辛苦微寒，降气导滞，消痰除痞。陈皮与枳实相合，亦为一温一凉，而理气化痰之力增。佐以茯苓，健脾渗湿，以杜生痰之源；煎加生姜、大枣调和脾胃，且生姜兼制半夏毒性。以甘草为使，调和诸药。巴戟天温助，仙茅、淫羊藿温肾阳，补肾精，辛温助命门而调冲任。肾阳而强筋骨，性柔不燥以助二仙温养之力；当归养血柔肝而充血海，以助二仙调补冲任之功，知母、黄柏滋肾阴而泻虚火，栀子苦寒，清热泻火，通利三焦，豆豉辛甘微寒，宣郁清热达表，一宣一泻，相互为伍，相互配合，可以促使郁热分消而症状解除。石菖蒲以安神益智、化痰开窍，五味子补肾宁心，桂枝温通心阳，葛根解肌退热，生津止渴。二诊患者出汗好转，仍失眠、心悸，合甘麦大枣汤以养心安神，和中缓急，麦冬以养阴生津，远志配伍酸枣仁以通心神，安心神。

中医辨证论治失眠医案1则
——肝郁气滞证

一、病史资料

1. 一般信息

雍某，女，65岁，于初诊2021年1月15日。

2. 病史

主诉：间断失眠10年余。

现病史：患者10年前无明显诱因出现失眠，睡中易醒，多次就诊于当地医院，予以对症治疗后可暂时缓解，此后间断出现上述症状，伴心情急躁，右胁肋部疼痛，反酸，舌淡，苔薄白，脉和缓。

中医诊断：不寐，证型：肝郁气滞证。

治法：疏肝解郁、养血安神。

主方：小柴胡汤合酸枣仁汤加减。

舌象：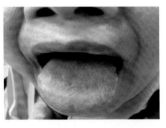

药物组成：
柴胡10g	黄芩10g	半夏10g	党参15g
甘草10g	干姜10g	白术15g	茯苓10g
香橼10g	佛手10g	竹茹10g	陈皮15g
鸡内金15g	酸枣仁30g	合欢皮210g	夜交藤10g

7剂，水煎，每日1剂，早晚温服。

二、疾病转归

2021年1月2日二诊，患者自诉睡眠较前有所缓解，睡中易醒次数减少，仍心情急躁，时有呃逆，反酸，胁肋部疼痛，舌质暗淡，苔白腻，尺脉沉，关脉浮软无力，故调整方剂为小柴胡汤合柴胡舒肝散加减。

舌象：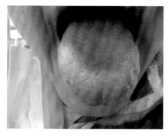

药物组成：柴胡10g　　黄芩10g　　半夏10g　　茯苓20g

　　　　　　桂枝10g　　白术15g　　炙甘草10g　　香附10g

　　　　　　枳壳20g　　陈皮10g　　白芍15g　　川芎10g

　　　　　　竹茹10g　　黄连5g　　木香10g　　干姜10g

7剂，水煎，每日1剂，早晚温服。

2021年1月30日三诊，患者自诉睡眠较前明显缓解，偶有睡中易醒、心烦、胸胁胀满、口苦、咽干。舌质暗红，舌体胖大，边有齿痕，苔薄黄偏腻，左手脉沉而缓，右手脉弦，辨证：肝郁脾虚，故予以温胆汤加减。

舌象：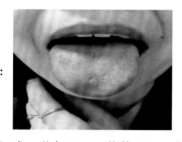

药物组成：柴胡10g　　黄芩10g　　半夏10g　　茯苓30g

　　　　　　桂枝10g　　白术15g　　甘草10g　　陈皮10g

　　　　　　竹茹10g　　黄连10g　　干姜10g　　白芍15g

　　　　　　香附10g　　枳壳20g　　生牡蛎30g（先煎）

7剂，水煎，每日1剂，早晚温服。

后记：患者此后就诊诉已无明显上述症状，偶见心烦不适，故以疏肝健脾立法继续治疗。

临证体会

失眠是指经常不易入睡，或寐而易醒，醒后不能再睡，或睡而不酣时易惊醒，甚或彻夜不眠，导致睡眠时间减少或质量下降，不能满足个体生理需要，明显影响日间社会功能或生活质量。中医认为，失眠即"不寐"，又称"目不瞑""目不眠""不得卧""不得眠"等，是因为外感或内伤等病因致使心、肝、胆、脾、胃、肾等脏腑功能失调，心神不安，导致经常睡眠质量差的一种病证。究其原因为情志异常致易肝郁气滞，化火扰动心神而失眠，或伤及脾胃，"胃不和则卧不安"，思虑过度则伤脾，心脾血虚，神魂无主，而致失眠，正如《类证治裁》曰："由思虑伤脾，脾血亏损，经年不寐。"思虑过度，还可致痰热内扰而不眠，《景岳全书》："思虑过伤，火炽痰郁，而致不寐者多矣。"

上述患者因长期失眠，导致晚间睡前焦虑、紧张，且出现夜间易醒的情况，影响白天正常生活，生活质量下降，形成一个恶性循环。故初次就诊以疏肝解郁、养血安神，复诊时夜间易醒有所减少，但仍有心情急躁，时有呃逆、反酸，胁肋部疼痛，故调整方剂，主要以理气疏肝和胃为主，三诊时可见郁而化热之症，予以温胆汤进行治疗后自诉已无上述症状，偶见心烦不适，故以疏肝健脾立法继续治疗。

中医辨证论治失眠医案1则
——阴虚火旺证

一.病史资料

1.一般信息

于某，女，40岁，2023年6月6日，芒种。

2.病史

主诉：失眠2月余。

现病史：患者自诉1年前因亲人去世，受到刺激后开始身体欠佳，逐渐入睡困难，平均每日睡眠不足5个小时，难以入睡、多梦，晨起自觉乏力、心烦、头痛，偶有心慌心悸，记忆力减退明显。平时自觉潮热多汗、脾气暴躁，纳食一般，小便赤，大便正常，无口干、口苦、胸闷，且面色暗黄。平素月经量少，周期30d。舌尖红，少苔，脉细数。

西医诊断：失眠症。

中医诊断：不寐。

证型：阴血不足，火热内扰，心神不宁；治法：滋阴养血，清热安神。处方：柴胡20g，黄芩10g，熟地黄20g，酸枣仁40g，知母15g，五味子30g，地骨皮20g，浮小麦20g，首乌藤30g，合欢皮30g，煅牡蛎30g（先煎），煅龙骨30g（先煎），茯神30g，远志20g，白芍20g，麦冬20g，野菊花30g，威灵仙15g，牡丹皮15g。共7剂，每日1剂，水煎服，分早晚饭后半小时温服。

2023年6月13日二诊，服药后患者症状明显改善，患者自诉入睡困难缓解，晨起精神好转，二便调，夜间时有盗汗，自觉乏力。原方去白芍、威灵仙、野菊花，加女贞子20g，墨旱莲15g，黄芪30g，知母加量至20g，继服7剂，煎服法同前。

2023年6月20日三诊，患者入睡时间明显增多，每晚入睡时间可达6h以上，睡眠质量提升，情绪好转，汗出减少，余症皆愈，嘱咐上方再服10剂以巩固。1周后随诊，患者睡眠基本恢复。

个人史及过敏史：无特殊。

月经及婚育史：已婚已育。

家族史：无特殊。

3.体格检查

2023 年 6 月 6 日，血压 80/120mmHg，心率 68 次/min，呼吸 21 次/min，体温 36.0℃。一般情况：患者神清，面色红赤，慢性病容，神疲气短；语声沙哑，但吐词清晰，思维正常；问答切题，能详细叙述病情症状。患者自诉 1 年前因亲人去世，受到刺激后开始身体欠佳，逐渐入睡困难，平均每日睡眠不足 5h，睡后多梦，晨起自觉乏力、心烦、头痛，偶有心慌心悸，自觉记忆力减退明显。平时自觉潮热多汗、脾气暴躁，纳食一般，小便赤，大便正常，无口干、口苦、胸闷等状况，面色暗黄，患者自诉平素月经量少，周期30d，舌尖红，少苔，脉细数。

二、辅助检查

2023-06-06 血脂四项：高密度脂蛋白（HDL-C）0.94mmo l/L↓，低密度脂蛋白（LDL-C）3.30mmo l/L。2023-06-06 肾功能测定（静脉血）：二氧化碳结（CO_2-cp）21.8mmolAL↓。甲状腺功能、肝功能测定，离子测定、血常规检查：未见明显无异常。2023-06-06 常规心电图：诊断意见：窦性心律电轴正常室性早搏。

三、中西医诊断与诊断依据

1.中医诊断（包括病名以及证候诊断）

主病主证：不寐　阴血不足，火热内扰，心神不宁。

2.西医诊断（临床诊断或病理诊断）

①失眠；②室性早搏。根据患者的症状、体征可以明确。

四、干预措施

1.治疗方案

2023 年 6 月 6 日，患者中医诊断以不寐，目前为主病主证明确，综合其他症状及患者体质、当地气候等因素，选用酸枣仁汤合小柴胡汤加减；治法：滋阴养血，清热安神。方药：柴胡20g，黄芩10g，熟地黄20g，酸枣仁40g，知母15g，五味子30g，地骨皮20g，浮小麦20g，首乌藤30g，合欢皮30g，煅牡蛎30g（先煎），煅龙骨30g（先煎），茯神30g，远志20g，白芍20g，麦冬20g，野菊花30g，威灵仙15g，牡丹皮15g。共7剂，每日1剂，水煎服，分早晚饭后半小时温服。

2.医生嘱咐

按时服药，避风寒，忌辛辣刺激、肥甘厚腻、生冷寒凉之品，调畅情志，7d后再次评估。

五、疗效转归

2023年6月13日二诊，服药后患者症状明显改善，患者自诉入睡困难缓解，晨起精神好转，二便调，夜间时有盗汗、自觉乏力。原方去白芍、威灵仙、野菊花，加女贞子20g，墨旱莲15g，黄芪30g，知母加量至20g，继服7剂，煎服法同前。

2021年6月20日三诊，患者入睡时间明显增多，每晚入睡时间可达6h以上，睡眠质量提升，情绪好转，汗出减少，余症皆愈，嘱咐上方再服10剂以巩固。1周后随诊，患者睡眠基本恢复。

身体情况较前明显改善，睡眠正常，质量可；大便规律，无明显其他不适症状，结合舌脉，可判定为诸症悉平。考虑到患者特殊的身体体质，以及中医学中病即止的基本原则，予以停药，停药期间内无症状反复及其他不适症状的出现，待其他指标平稳后，于2023年6月13日自动出院。

临证体会

本案患者阴血不足，虚火上炎，阳不入阴，心神不宁，故心烦失眠。心不藏神，魂魄在外，故多梦；心火偏旺，故心烦尿赤，舌尖红。故以滋阴养血、清热安神为治疗法则，方用柴胡、黄芩两药，以透邪而清内热，疏畅气机，使阴阳气血流转得以通畅；熟地黄、麦冬滋阴补血，养心安神。人卧则血归于肝，肝本藏魂，肝血若虚，则魂不守舍而不寐，酸枣仁入心、肝、胆经，养血补肝，宁心安神之效显著，为养心安神的要药。白芍、首乌藤以养肝血，使阴血得以充养，魂归其舍；不寐日久导致心烦，故加合欢皮解郁除烦、安五脏，茯神宁心，二药皆有安神之效；阳不入阴则不寐，故用龙骨、牡蛎，二药重镇安神，有潜阳入阴、收敛招纳之功。茯神、远志宁心安神之功显著，失眠方中多用。首乌藤、五味子皆常用以宁心安神，且首乌藤又能补养阴血，适用于阴虚血少之失眠多梦。知母可泻火除烦，入肾经而滋肾阴、清虚热、退骨蒸，对阴虚潮热、盗汗等症效果显著，为上、中、下三焦热邪兼见阴虚证的要药。患者潮热盗汗症状明显，故佐地骨皮、知母、浮小麦以对症治疗，诸药共同清虚热、退骨蒸；威灵仙通络而止痛；野菊花清肝平肝；牡丹皮以清血热以泻相火，抑其虚火上炎。诸药合用标本兼顾，共奏滋补肝肾、补养阴血、清热安神之功。后期治疗随症状改变加减调整用药，随症治之。张定华在治疗时详细询问病史，对症下药，同时重视患者的心理状态，与患者心平气和地耐心交谈，给患者分析失眠的病因病机，缓解患者紧张焦虑的情绪，予以适度的开导和疏解，给患者以精神心理上的信心和鼓励，再配合中药调治，疗效颇佳。

中医辨证论治失眠医案1则
——肝郁脾虚、心神失养证

一、病史资料

1.一般信息

李某某，女，45岁，2023年4月21日，谷雨后1天。

2.病史

主诉：间断性失眠1年。

现病史：患者1年前无明显诱因出现入睡困难，多梦易醒，偶有头晕、困乏、性情急躁、肢体困重、神倦乏力、胁肋胀满疼痛、面色无华、食少便溏。舌暗胖有齿痕，苔薄白，脉沉细弦。予中医辨证论治，西医诊断：失眠。中医诊断：不寐。处方：香附15g，柴胡20g，黄芩10g，黄芪30g，白术12g，清半夏15g，白芍15g，当归15g，广藿香15g，茯苓15g，酸枣仁20g，炙甘草20g。7剂，水煎，每天1剂，分早晚2次温服。

4月28日二诊，患者急躁易怒、失眠乏力较前明显缓解，但偶有脘腹痞闷、嗳气，舌红，苔白腻，脉滑。在原方的基础上，加陈皮15g，砂仁15g（后下），健脾理气，化湿和中。续服7剂，水煎，每天1剂，分早晚2次温服。

忌辛辣刺激、肥甘厚腻、生冷寒凉之品，调畅情志，7d后再次评估。忌口时间以半年为佳，期间注意多喝水、运动、按时休息。服用7d中药汤剂后诸证悉平，至2023年5月5日未出现任何系统症状与不适。

个人史及过敏史：无特殊。

月经史及婚育史：已婚已育。

家族史：无特殊。

3.体格检查

2023年4月21日，血压89/128mmHg，心率73次/min，呼吸22次/min，体温36.8℃。一般情况：患者神清，面色红赤，慢性病容；语声清晰，思维正常；问答切题，能详细叙述病情症状，患者自诉1年前无明显诱因出现入睡困难，多梦易醒，偶有头晕、困乏，并容易急躁、肢体困重、神倦乏力、胁肋胀满疼痛、面色无华，食少便溏。舌暗胖有齿痕，苔薄白，脉沉细弦。

二、辅助检查

2023-04-21甲状腺功能全项（静脉血）：促甲状腺素（TSH）10.800μIU/ml。2023-04-21血脂四项（静脉血）：高密度脂蛋白（HDL-C）0.87mmol/L↓、低密度脂蛋白（LDL-C）3.49mmol/L。2023-04-21血常规CRF（静脉血）：未成熟粒细胞绝对值（IG#）0.07×10~9/1，未成熟粒细胞比例（IG%）0.90%个。2023-04-21彩超检查（心脏彩超）：诊断意见：心内结构未见明显异常，三尖瓣轻度反流，左室收缩功能正常。

三、中西医诊断与诊断依据

1.中医诊断（包括病名以及证候诊断）

主病主证：不寐　肝郁脾虚、心神失养。

患者以"间断性失眠1年"为主诉，不寐当以"肝郁"为主，"肝郁本虚"为关键病机，本虚以"心肝脾肾"四脏皆虚为主，忧愁思虑日久，情志不畅，影响肝之疏泄、藏血的生理功能。肝木失柔顺之性，气机郁滞，横克脾土，脾为生痰之源，脾失健运，水湿内停，聚湿成痰，郁久化热，内扰心神，日久，心神失养，发为不寐。

2.西医诊断（临床诊断或病理诊断）

①失眠；②心律失常（三尖瓣反流）；③甲状腺功能减退症。根据患者的症状、体征可以明确。

四、干预措施

1.治疗方案

2023年4月21日，西医常规治疗外，患者中医诊断以不寐　肝郁脾虚、心神失养证为主病主证明确，综合其他症状及患者体质、当地气候等因素，治宜解郁散结、健脾养心。处方：香附15g，柴胡20g，黄芩10g，黄芪30g，白术12g，清半夏15g，白芍15g，当归15g，广藿香15g，茯苓15g，酸枣仁20g，炙甘草20g。7剂，水煎，每天1剂，分早晚2次温服。

2.医生嘱咐

按时服药，避风寒，忌辛辣刺激、肥甘厚腻、生冷寒凉之品，调畅情志，7d后再次评估。

五、疗效转归

2023年4月28日二诊，患者急躁易怒、心眠、乏力较前明显缓解，但偶有脘腹痞闷、嗳气，舌红，苔白腻，脉滑。在原方的基础上，加陈皮15g，砂仁15g，健脾理气，化湿和中。续服7剂，水煎，每天1剂，分早晚2次温服。

2023年5月19日三诊，患者自诉失眠症状明显改善，气色已好多，嘱患者再服6剂，效不更方。辛辣刺激、肥甘厚腻、生冷寒凉之品，调畅情志；忌口时间以半年为佳，期间注意多喝水、运动、按时休息。服用6d中药汤剂后诸证悉平，至2023年5月26日未出现任何系统症状与不适。身体情况较前明显改善；睡眠正常，质量可；大便规律；无明显其他不适症状，结合舌脉，可判定为诸症悉平，考虑到患者特殊的身体体质，以及中医学中病即止的基本原则，予以停药，停药期间内无症状反复及其他不适症状的出现，待其他指标平稳后，于2023年4月28日自动出院。

临证体会

该病例中，不寐症患者以"间断失眠1年"为主诉入院，按语：本病例患者为中年女性，长期因工作压力大，时常郁闷生气，特来就诊。肝为刚脏，体阴用阳，以气为用，朱丹溪在《丹溪心法》中提到"凡气有余便是火"。情志不遂，肝体失用，阳气怫郁，气机阻滞，郁而化火化热乘脾；《知医必辨》中说："肝气一动，即乘脾土，作痛作胀，甚则作泻。"可见，肝郁是导致脾虚痰结证的重要因素。肝郁内伤，脾胃首当累之。肝郁不舒，必横克脾土，致脾气虚，健运失司，聚生成痰。郁久化热，内扰心神，心神失养，发为不寐。故呈肝郁脾虚，心神失养之象。肝郁日久，则见急躁焦虑，胁肋胀满疼痛。肝木旺横克脾土，脾气虚弱，运化失职，不能布散水谷精微而致倦怠乏力面色无华；脾虚运化失常，则见食少便溏；心气亏虚，血行不畅，则见心悸。治疗心悸，香附开郁解气，使"木郁达之"。柴胡、黄芩调和表里，和解少阳，一散一清，清解少阳之郁热；黄芪、白术益气健脾，使正气旺助脾化湿；清半夏燥湿化痰；广藿香温燥辛香，可燥湿健脾，行气和中，以化中州湿阻；茯苓健脾渗湿，宁心安神。当归补血活血，补而不滞，气血并调，既为血中之气药，又为血中之圣药，可补血养心。与白芍配伍加强滋养心肝阴血的作用。白芍与炙甘草相伍，一敛一滋，酸甘化阴，进一步加强健脾敛阴之效，缓和柴胡辛燥之性；且炙甘草可调和诸药药性。酸枣仁味甘，入心肝经，有养心阴，益肝血之功，为养心安神之要药。

二诊时，症状已明显缓解，患者自诉近期脘腹痞闷、嗳气。故加理气健脾之品，陈皮、砂仁以健脾理气和中。三诊时诸症皆已基本消失。继服上方7剂，以巩固疗效，后门诊复查上述症状均未复发。

糖尿病病例汇总

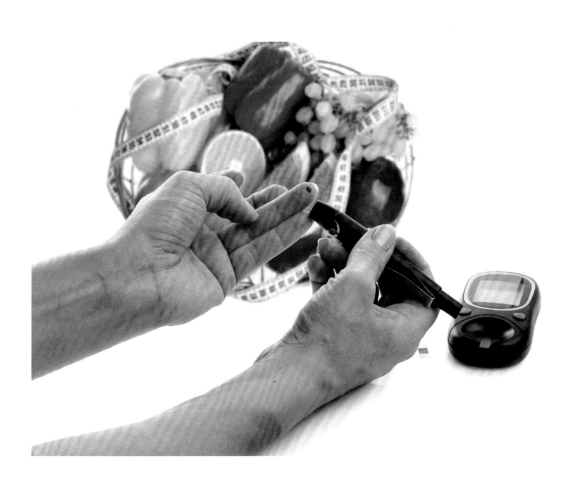

糖尿病中医防治指南（2011）

中华中医药学会

仝小林　刘喜明　魏军平　倪　青　高齐健

一、概述

糖尿病（DM）是由于胰岛素分泌绝对或相对不足（胰岛素分泌缺陷），以及机体靶组织或靶器官对胰岛素敏感性降低（胰岛素作用缺陷）引起的以血糖水平升高，可伴有血脂异常等为特征的代谢性疾病。目前，全世界已经确诊的糖尿病患者约1.94亿，到2025年将突破3.33亿。在中国1980年糖尿病的患病率为0.67%，1994年为2.51%，1996年上升到3.21%，大城市达4%～5%，患病人数达4000万。糖尿病可分为原发性糖尿病和继发性糖尿病，原发性糖尿病又分为1型糖尿病（T1糖尿病）和2型糖尿病（T2糖尿病）。T1糖尿病为胰岛素分泌绝对不足，T2糖尿病为胰岛素不足伴抵抗；T1糖尿病必须使用胰岛素治疗，T2糖尿病多采用中西医综合控制。在糖尿病中90%以上为T2糖尿病，按其自然过程分为糖尿病前期、糖尿病期与慢性并发症期。糖尿病血糖严重升高者可发生糖尿病酮症酸中毒或非酮症性高渗综合征等急性并发症；长期血糖升高可导致视网膜、肾脏、周围神经或血管等全身大血管、微血管及神经病变，是糖尿病致死致残的主要原因。

糖尿病属于中医"消渴""肥胖"等范畴。出现并发症时详见各并发症章节。

二、病因病机

1.发病因素

禀赋异常、五脏柔弱、素体阴虚、过食肥甘、情志失调、久坐少动，且运动量减少等是糖尿病发生的主要原因。禀赋异常为内因，饮食情志为外因，内外因相合导致糖尿病。

（1）饮食因素

过食肥甘厚味及饮食结构或质量改变为主要病因。《内经》云："饮食自倍，肠胃乃伤；""肥者令人内热，甘者令人中满。"多食肥甘，滞胃碍脾，中焦壅滞，升降受阻，运化失司，聚湿变浊生痰，日久化热伤津，导致糖尿病。

（2）久坐少动

久坐少动，活动减少，脾气呆滞，运化失常；脾气既耗，胃气亦伤，脾胃虚弱；脾不散精，精微物质不归正化，则为湿为痰、为浊为膏，日久化热，导致糖尿病。

（3）情志失调

情志失调，肝失疏泄，则中焦气机郁滞，形成肝脾气滞、肝胃气滞；脾胃运化失常，饮食壅而生热，滞而生痰，引发糖尿病。

2.病机及演变规律

糖尿病以食、郁、痰、湿、热、瘀交织为患。其病机演变基本按郁、热、虚、损四个阶段发展。发病初期以六郁为主，病位多在肝，在脾（胃）；继则郁久化热，以肝热、胃热为主，亦可兼肺热、肠热；燥热既久，壮火食气，燥热伤阴，阴损及阳，终至气血阴阳俱虚；脏腑受损，病邪入络，络损脉损，变证百出。

3.病位、病性

糖尿病位在五脏，以脾（胃）、肝、肾为主，涉及心肺；阴虚或气虚为本，痰浊血瘀为标，多虚实夹杂。初期为情志失调，痰浊化热伤阴，以标实为主；继之为气阴两虚，最后阴阳两虚，兼夹痰浊瘀血，以本虚为主。阴虚血脉运行涩滞、气虚鼓动无力、痰浊阻滞、血脉不利等都可形成瘀血，痰浊是瘀血形成的病理基础，且二者相互影响，瘀血贯穿糖尿病始终，又是并发症发生和发展的病理基础；痰浊瘀血又可损伤脏腑，耗伤气血，使病变错综复杂。

三、诊断

1.临床表现

（1）症状

①糖尿病期

典型的糖尿病具有多饮、多食、多尿及体重下降等症状；在T2糖尿病中约50%的患者无症状，而80%糖尿病患者以皮肤或外阴瘙痒、皮肤化脓性感染、视物模糊等为首发症状。主要症状：多饮、多尿、烦渴、渴喜冷饮；小便频数量多，有泡沫，或有甜味。多食易饥：食欲亢进，易饥饿，进食量多，倍于常人。体重下降：T2糖尿病开始表现为肥胖或超重，当血糖异常升高到一定程度时，营养物质丢失，体重下降，往往伴有体力不支、倦怠乏力等症状。其他症状：心烦易怒、失眠多梦、健忘、腰膝酸软等，女子常有带下量多，月经不调。

②并发症期

糖尿病急性并发症或慢性并发症引起的脏器功能障碍等可能出现相应的表现，如四肢麻木、视力障碍、便秘或大便时干时稀、心悸心慌、眩晕、水肿，男子常见性欲低下、阳痿等症状。

（2）体征

患者早期病情较轻，大多无明显体征。病情严重时会出现急性并发症，常有失水等表现，病久则发生大血管、微血管周围或内脏神经、肌肉、骨关节等各种并发症。

2.理化检查

（1）血液检查

①血糖：糖尿病诊断必须采用静脉血浆血糖，糖尿病监测可用指血检测毛细血管血糖。

②OGTT：糖尿病前期人群，或糖尿病疑似人群（有糖尿病家族史者，反复早产、死胎、巨婴、难产、流产的经产妇，或屡发疮疖痈疽者，或皮肤及外阴瘙痒者）及糖尿病高危人群（肥胖、高血压、冠心病、血脂异常）均需进行OGTT。

③糖化血红蛋白（HbAlC）：血糖与红细胞膜血红蛋白逐渐结合形成HbAlC，存在于红细胞生成到破坏的全过程中，可以反映2～3个月的平均血糖水平。

④糖化血清蛋白：血糖与血清白蛋白结合形成糖化血清蛋白，可以反映近1～2周的血糖情况。

⑤空腹血浆胰岛素与胰岛素释放试验：可以反映胰岛β细胞的贮备功能。

⑥C-肽释放试验：外源性注射胰岛素的病人更适合测定C-肽。

⑦胰岛细胞自身抗体：常见的有胰岛细胞抗体（ICA）、胰岛素自身抗体（IAA）和谷氨酸脱羧酶抗体（GADA）。

⑧血脂：糖尿病患者的三酰甘油、总胆固醇与低密度脂蛋白胆固醇均升高，而高密度脂蛋白胆固醇降低。其中三酰甘油升高最常见。

（2）尿液检查

①尿糖：正常人肾糖阈为8.96～10.08mmol／L（160～180mg／dl），超过此水平时才出现尿糖。

②尿蛋白：一般无糖尿病肾病者阴性或偶有微量白蛋白。

③尿酮体：见于糖尿病酮症或酮症酸中毒时，也可因进食过少发生饥饿性酮症。

④其他：糖尿病尿路感染时常规尿检或尿液镜检可见大量白细胞。

（3）人体测量学

①体重指数（bodymassindex，BMI）：BMI=实际体重／身高（kg／cm）。2001年提出中国成人体重指数分类的推荐意见，BMI在24.0～27.9时为超重，≥28时为肥胖。

②腰围与腰围臀围比率（waisthiprate，WHR）：中国人腰围：男性≥85cm、女性≥80cm为腹型肥胖。WHR=腰围÷臀围，WHR是区分体脂分布类型的指标，正常人：男性＜0.90、女性＜0.85。若男性＞0.90为中心性肥胖，女性＞0.85为中心性肥胖。

（4）其他检查

当出现急性并发症时要进行血酮、电解质、渗透压、酸碱度等相应的检查。

3.诊断标准

按照1999年WHO专家咨询委员会对糖尿病的定义、分类与诊断标准。

①糖尿病症状（多尿、多饮及不能解释的体重下降），并且随机（餐后任何时间）血浆葡萄糖（VPG）≥11.1mmol/L（200mg／dl）。

②空腹（禁热量摄入至少8h）血浆葡萄糖（PPG）水平≥7.0mmol／L（126mg／dl）。

③口服葡萄糖（75g脱水葡萄糖）耐量试验（OGTT）中2h的血浆葡萄糖（2hPG）水平≥11.1mmol／L（200mg／dl）。

注：在没有引起急性代谢失代偿的高血糖情况下，应在另一天重复上述指标中任何一项，来确定糖尿病的诊断，不推荐做第三次OGTT测定。

4.鉴别诊断

（1）非葡萄糖尿、乳糖尿常见于哺乳妇女或孕妇及婴儿，果糖及戊糖尿见于进食大量水果后，为罕见的先天性疾患。

（2）非糖尿病性葡萄糖尿。当过度饥饿后，一次进食大量糖类食物，可产生饥饿性糖尿；少数正常人在摄食大量糖类食物，或因吸收过快，也可能出现暂时性滋养性糖尿；胃切除或甲亢可出现暂时性糖尿及低血糖症状。肾炎、肾病等均可能因肾小管再吸收功能障碍而发生肾性糖尿。怀孕后期或哺乳期妇女由于乳腺产生过多乳糖，且随尿排出产生乳糖尿。脑出血、大量上消化道出血、脑瘤、窒息等，有时血糖呈暂时性过高伴尿糖的应激性糖尿。尿酸、维生素C、葡萄糖醛酸等具有还原性物质或异烟肼、青霉素、强心苷、噻嗪类利尿剂等随尿排泄的药物使尿糖出现假阳性。

（3）甲状腺功能亢进症表现为多食、易饥、口干口渴、怕热多汗、急躁易怒等高代谢状态，血甲状腺激素水平也会升高。

四、治疗

1.基础治疗

（1）饮食

坚持做到总量控制、结构调整、吃序颠倒，就是指每餐只吃七八分饱，以素食为主，其他为辅，营养均衡。进餐时先喝汤、吃青菜，快饱时再吃些主食、肉类。在平衡膳食的基础上，根据病人体质的寒热虚实选择相应的食物：火热者选用清凉类食物，如苦瓜、蒲公英、苦菜、苦杏仁等；虚寒者选用温补类食物，如生姜、干姜、肉桂、花椒做调味品炖羊肉、牛肉等；阴虚者选用养阴类食物，如黄瓜、西葫芦、丝瓜、百合、生菜等；大便干结者选黑芝麻、菠菜、茄子、胡萝卜汁、白萝卜汁；胃脘满闷者选凉拌苏叶、荷叶、陈皮丝；小便频数者选核桃肉、山药、莲子；肥胖者采用低热量、粗纤维的减肥食谱，常吃粗粮杂粮等有利于减肥的食物。针对糖尿病不同并发症常需要不同的饮食调理，如糖尿病神经源性膀胱患者晚餐后减少水分摄入量，睡前排空膀胱；合并皮肤瘙痒症、手足癣者应控制烟酒、浓茶、辛辣、海鲜发物等刺激性饮食；合并脂代谢紊乱者可用菊花、决明子、枸杞子、山楂等药物泡水代茶饮。

（2）运动

坚持做适合自己的运动，循序渐进、量力而行、动中有静、劳逸结合，将其纳入日常生活的规划中。青壮年患者或体质较好者可以选用比较剧烈的运动项目，中老年患者或体质较弱者可选用比较温和的运动项目，不适合户外锻炼者可练习吐纳呼吸或打坐功；八段锦、太极拳、五禽戏等调养身心的传统的锻炼方式适宜大部分患者；有并发症的患者原则上避免剧烈运动。

（3）心理调节

糖尿病患者应正确认识和对待疾病，修身养性，陶冶性情，保持心情舒畅，调畅气机，树立战胜疾病的信心和乐观主义精神，配合医生进行合理的治疗和监测。

2.辨证论治

糖尿病多因禀赋异常、过食肥甘、多坐少动，以及精神因素而成。其病因复杂，变证多端。辨证当明确郁、热、虚、损等不同病程的特点。本病初始多六郁相兼为病，宜辛开苦降，行气化痰。郁久化热，肝胃郁热者，宜开郁清胃；热盛者宜苦酸制甜，其肺热、肠热、胃热诸证并宜辨证治之。燥热伤阴，壮火食气终致气血阴阳俱虚，则须益气养血，滋阴补阳润燥。脉损、络损诸证更宜及早、全程治络，应根据不同病情选用辛香疏络、辛润通络、活血通络诸法，有利于提高临床疗效。

（1）糖尿病期

多由糖尿病前期发展而来，气滞痰阻、脾虚痰湿或气滞阴虚者皆可化热，热盛伤津，久之伤气，形成气阴两虚，甚至阴阳两虚。由于损伤脏腑不同，兼夹痰浊血瘀性质有别，可出现各种表现形式。

①痰（湿）热互结证

症状：形体肥胖，腹部胀大，口干口渴，喜冷饮，饮水量多，脘腹胀满，易饥多食，心烦口苦，大便干结，小便色黄，舌质淡红，苔黄腻，脉弦滑。或见五心烦热，盗汗，腰膝酸软，倦怠乏力，舌质红，苔少，脉弦细数。

治法：清热化痰。

方药：小陷胸汤（《伤寒论》）加减。瓜蒌、半夏、黄连、枳实。

加减：口渴喜饮加生石膏、知母；腹部胀满加炒莱菔子、焦槟榔。偏湿热困脾者，治以健脾和胃，清热祛湿，用六君子汤加减治疗。

②热盛伤津证

症状：口干咽燥，渴喜冷饮，易饥多食，尿频量多，心烦易怒口苦，溲赤便秘，舌干红，苔黄燥，脉细数。

治法：清热生津止渴。

方药：消渴方（《丹溪心法》）或白虎加人参汤（《伤寒论》）加减。天花粉、石膏、黄连、生地黄、太子参、葛根、麦冬、藕汁、甘草。

加减：肝胃郁热，大柴胡汤（《伤寒论》）加减；胃热，三黄汤（《备急千金要方》）加减；肠热，增液承气汤（《温病条辨》）加减；热盛津伤甚，连梅饮（《温病条辨》）加减。

③气阴两虚证

症状：咽干口燥，口渴多饮，神疲乏力，气短懒言，形体消瘦，腰膝酸软自汗盗汗，五心烦热，心悸失眠，舌红少津，苔薄白干或少苔，脉弦细数。

治法：益气养阴。

方药：玉泉丸（《杂病源流犀烛》）或玉液汤（《医学衷中参西录》）加减。天花粉、葛根、麦冬、太子参、茯苓、乌梅、黄芪、甘草。

加减：倦怠乏力甚重用黄芪；口干咽燥甚重加麦冬、石斛。

（2）并发症期

肥胖型与非肥胖型糖尿病日久均可导致肝肾阴虚或肾阴阳两虚，出现各种慢性并发症，严重者甚至会死亡。

①阴阳两虚证

症状：小便频数，浑浊如膏，视物模糊，腰膝酸软，眩晕耳鸣，五心烦热，低热颧红，口干咽燥，多梦遗精，皮肤干燥，雀目，或蚊蝇飞舞，或失明，皮肤瘙痒，舌红少苔，脉细数。

治法：滋补肝肾。

方药：杞菊地黄丸（《医级》）或麦味地黄汤（《寿世保元》）加减。枸杞子、菊花、熟地黄、山茱萸、山药、茯苓、牡丹皮、泽泻。

加减：视物模糊加茺蔚子、桑椹子；头晕加桑叶、天麻。

②阴阳两虚证

症状：小便频数，夜尿增多，浑浊如脂如膏，甚至饮一溲一，五心烦热，口干咽燥，神疲，耳轮干枯，面色黧黑；腰膝酸软无力，畏寒肢凉，四肢欠温，阳痿，下肢浮肿，甚则全身皆肿，舌质淡，苔白而干，脉沉细无力。

治法：滋阴补阳。

方药：金匮肾气丸（《金匮要略》）加减，水肿者用济生肾气丸（《济生方》）加减。制附子、桂枝、熟地黄、山茱萸、山药、泽泻、茯苓、牡丹皮。

加减：偏肾阳虚，选右归饮加减；偏肾阴虚，选左归饮加减。

（3）兼夹证

①兼痰浊

症状：形体肥胖，嗜食肥甘，脘腹满闷，肢体沉重呕吐眩晕，恶心口黏，头重嗜睡，舌质淡红，苔白厚腻，脉弦滑。

治法：理气化痰。

方药：二陈汤（《太平惠民和剂局方》）加减。姜半夏、陈皮、茯苓、炙甘草、生姜、大枣。

加减：脘腹满闷加广木香、枳壳；恶心口黏加砂仁、荷叶。

②兼血瘀

症状：肢体麻木或疼痛，下肢紫暗，胸闷刺痛，中风偏瘫，或语言謇涩，眼底出血，唇舌紫暗，舌有瘀斑或舌下青筋显露，苔薄白，脉弦涩。

治法：活血化瘀。

方药：一般瘀血选用桃红四物汤（《医宗金鉴》）加减，也可根据瘀血的部位选用王清任五个逐瘀汤（《医林改错》）加减。桃仁、红花、当归、生地黄、川芎、枳壳、赤芍、桔梗、炙甘草。

加减：瘀阻经络加地龙、全蝎；瘀阻血脉加水蛭。

3.其他疗法

（1）中成药

中成药的选用必须适合该品种的证型，切忌盲目使用。中成药建议选用无糖颗粒剂、胶囊剂、浓缩丸或片剂。如六味地黄丸，用于肾阴亏损，头晕耳鸣，腰膝酸软等。麦味地黄丸，用于肺肾阴亏，潮热盗汗等。杞菊地黄丸，用于肝肾阴亏，眩晕耳鸣，羞明畏光等。金匮肾气丸，用于肾虚水肿，腰酸腿软等。

同时，要注意非糖尿病药物的选用以治疗兼证，如肠热便秘者选复方芦荟胶囊或新清宁，阴虚肠燥者选麻仁润肠丸，失眠者选安神补心丸或天王补心丹，易感冒者选玉屏风颗粒，心烦易怒者选丹栀逍遥丸。

中西复方制剂：消渴丸，具有滋肾养阴、益气生津的作用，每10粒含格列苯脲（优降糖）2.5mg。使用方法类似优降糖，适用于气阴两虚而血糖升高的T2糖尿病患者。

（2）针灸

①体针

糖尿病患者进行针法治疗时要严格消毒，一般慎用灸法，以免引起烧灼伤。针法调节血糖的常用处方有：上消（肺热津伤）处方：肺俞、脾俞、胰俞、尺泽、曲池、廉泉、承浆、足三里、三阴交；配穴，烦渴、口干加金津、玉液。中消（胃热炽盛）处方：脾俞、胃俞、胰俞、足三里、三阴交、内庭、中脘、阴陵泉、曲池、合谷；配穴，大便秘结加天枢、支沟。下消（肾阴亏虚）处方：肾俞、关元、三阴交、太溪；配穴，视物模糊加太冲、光明。阴阳两虚处方：气海、关元、肾俞、命门、三阴交、太溪、复溜。

②耳针

耳针、耳穴贴压以内分泌、肾上腺等穴位为主。耳针疗法取穴胰、内分泌、肾上腺、缘中、三焦、肾、神门、心、肝，配穴偏上消者加肺、渴点；偏中消者加脾、胃；偏下消者加膀胱。

（3）按摩

肥胖或超重糖尿病患者可腹部按摩中脘、水分、气海、关元、天枢、水道等。点穴减肥常取合谷、内关、足三里、三阴交。也可推拿面颈部、胸背部、臀部、四肢等部位，并以摩、揉、按、捏、拿、合、分、轻拍等手法进行按摩。

4.西医治疗原则

（1）糖尿病治疗的原则和代谢控制的目标

纠正糖尿病患者不良的生活方式和代谢紊乱，以防止急性并发症的发生，减少或延缓慢性并发症的发生率与风险，提高糖尿病患者的生活质量。

综合性治疗：饮食控制、运动、血糖监测，糖尿病自我管理教育和药物治疗等措施。针对病情采用降糖、降压、调脂，并改变不良生活习惯。

（2）饮食治疗

饮食治疗应尽可能做到个体化，达到平衡膳食。热量分配：碳水化合物占55%～65%、脂肪占25%～30%、蛋白质占15%，主副合理，粗细搭配，营养均衡；限制饮酒，特别是肥胖、高血压和（或）高甘油三酯血症的病人；每天食盐限量在6g以内，尤其是高血压病人；妊娠的糖尿病患者应注意叶酸的补充以防止新生儿缺陷；钙的摄入量应保证每天1000～1500mg，减少发生骨质疏松的危险性。

（3）运动治疗

运动治疗的原则是适量、经常性和个体化。保持健康为目的的体力活动包括每天不少于30min的中等强度活动，如慢跑、快走、骑自行车、游泳等，运动时注意安全性。

（4）糖尿病的治疗

①口服降糖药

促胰岛素分泌剂：包括磺脲类药物和格列奈类药物。刺激胰岛β细胞分泌胰岛素增加体内胰岛素的水平。双胍类药物：主要抑制肝脏葡萄糖的产生，还有延缓肠道吸收葡萄糖和增强胰岛素敏感性的作用。α-糖苷酶抑制剂：延缓肠道对淀粉和果糖的吸收，降低餐后血糖。格列酮类药物：胰岛素增敏剂，可通过减少胰岛素抵抗而增强胰岛素的作用。

选择降糖药物应注意的事项：肥胖、副作用、过敏反应、年龄及其他的健康状况的患者，如肾病、肝病可影响药物选择；联合用药宜采用不同作用机制的降糖药物；口服降糖药物联合治疗后仍不能有效地控制高血糖，应采用胰岛素治疗。严重高血糖的患者应首先采用胰岛素降低血糖，减少发生糖尿病急性并发症的危险性。待血糖得到控制后，可根据病情重新制订治疗方案。

②胰岛素治疗

T1糖尿病要及时应用胰岛素治疗，T2糖尿病可用胰岛素补充治疗，这些需要根据病情与经济条件适当选用动物或人胰岛素进行治疗。

国家糖尿病基层中医防治管理指南（2022）

中华中医药学会糖尿病基层防治专家指导委员会
杨叔禹

中国糖尿病患病人数不断增加，而且知晓率、治疗率和治疗达标率仍偏低，这一现状在基层表现更为突出。中医学要在基层糖尿病防治中发挥作用，提高基层中医糖尿病防治和服务能力是当务之急。为此，国家中医药管理局委托中华中医药学会糖尿病基层防治专家指导委员会组织制订《国家糖尿病基层中医防治管理指南》。本指南遵循中医理论和循证医学证据，以基层临床实用性和可操作性为出发点，组织中西医临床、循证医学、基层及全科医师以《中国2型糖尿病防治指南（2020年版）》和《国家基层糖尿病防治管理指南（2022）》等内容为基础制订。制订过程严格按照临床问题构建、中医药措施遴选、文献检索与筛选、证据综合分析、证据体质量评价与推荐标准、专家共识、推荐意见形成等步骤进行，再结合对一千余名医师的调研与访谈结果，进一步丰富和完善中医药干预措施。本指南突出中医治未病的优势，早筛查、早干预，提倡非药物疗法，将代茶饮、传统锻炼功法融入防治体系，从解决常见症状入手，提高患者的生活质量，尤其是推荐内分泌糖尿病专科医师、中医师、健康管理师共同参与的"三师共管"诊疗模式。

本指南中药饮片用量均为参考剂量，应根据临床实际酌情加减；食疗药膳，因含有不同程度的碳水化合物，使用时需代替部分主食，保持总能量和碳水化合物摄入量不变；运动锻炼，应结合患者特点选择适合的运动方式，循序渐进，同时谨防低血糖，重视对患者的宣教与自我血糖监测。

范围

本指南适用于基层医疗卫生机构（社区卫生服务中心/站、乡镇卫生院、村卫生室），县域医院及一级、二级医疗卫生机构的中医药医务人员，全科医师、"西学中"

医护人员等也可参考使用。

规范性引用文件

《中华人民共和国药典》（2020年版）《国家基本医疗保险、工伤保险和生育保险药品目录（2021年）》（以下简称《医保目录（2021年）》《国家基本药物目录（2018版）》《国际疾病分类第十一次修订本（ICD-11）》《中医病证分类与代码》《中医临床诊疗术语第1部分：疾病（修订版）》《中医临床诊疗术语第2部分：证候（修订版）》。

术语和定义

一、消渴（ICD-11编码SD71）

泛指因恣食肥甘，或情志过极，房事不节，或温热邪伤，或滥服金石药物等，致使胃热液涸，或肺热化燥、心火偏盛、肾阴受灼，致使气化失常，津液精微不约而下泄等引起的，以多饮、多食、多尿为特征的一类疾病。

二、糖尿病（ICD-11编码L2-5A1）

是一组由多病因引起以慢性高血糖为特征的代谢性疾病，是因胰岛素分泌和（或）利用缺陷所引起的。长期碳水化合物以及脂肪、蛋白质代谢紊乱可引起多系统损害，导致眼、肾、神经、心脏、血管等组织器官慢性进行性病变、功能减退及衰竭；病情严重或应激时可发生急性严重代谢紊乱，如糖尿病酮症酸中毒（diabeticketoacidosis，DKA）、高渗高血糖综合征。糖尿病属中医学"消渴"范畴。

基层中医药防治管理的要求

一、管理团队

按照《国家基层糖尿病防治管理指南（2022）》要求，鼓励中医师加入管理团队，负责中医药干预和中医生活方式指导。

二、中医药物配置

1.基层常用中成药：参照《国家基本药物目录（2018年版）》《医保目录（2021年）》《中华人民共和国药典》（2020年版），结合下文推荐及证据。

2.常用中药饮片：可按照《国家基本药物目录（2018年版）》配置。

三、基本设备配置

除常规血糖仪、血压计等基本设备配置外，有条件的医疗机构可根据临床需求和中医适宜技术开展情况配置。具体包括：

1.基础设备：便携式血糖仪、血清葡萄糖检测仪、糖化血红蛋白检测仪、糖化血清白蛋白检测仪、血清生化分析仪、血细胞分析仪、尿常规分析仪、尿酮体分析仪、大便常规分析仪、尿微量白蛋白分析仪、血压计、身高体重计、腰臀围测量软尺、胰岛素/C肽检测仪、胰岛素抗体检测仪、内分泌相关激素（甲状腺激素、肾上腺激素、性腺激素）检测仪等。

2.并发症筛查设备：128Hz音叉、10g尼龙单丝、免散瞳眼底照相机、视力表、神经传导速度检测仪、动脉硬化检测仪（PWV/ABI）、内脏脂肪检测仪、心电图机、超声机等。

3.中医设备与器材：脉枕、针刺针具（体针、电针等）、耳穴压丸、穴位注射用注射器、刮痧板、火罐、气罐、中药药枕、中药热奄包、足浴桶等。

4.卫教工具：标准餐具、糖块、卫教单张（食谱）、血糖监测卡片、血糖自我监测记录单、食物模型等。

四、诊疗模式

多学科、跨专业、团队式的服务成为糖尿病诊疗和管理模式的趋势。基于慢性病的分级诊疗和信息化手段的应用，各地创造出多种糖尿病诊疗和管理模式，如上海"医院-社区一体化"糖尿病管理模式、厦门"三师共管"模式、南京社区医生糖尿病管理培训一体化模式等。各地区可结合自身情况采取适合的模式。中医师与内分泌糖尿病专科医师、健康管理师组成多学科看护团队，利用互联网技术，通过线上线下相结合的服务方式，将中医药有机融合到糖尿病的防治工作中去，发挥中医治未病、体质调理、缓解症状、提高生活质量及协同控糖的作用。

五、转诊

按照国家《县域糖尿病分级诊疗技术方案》《关于做好高血压、糖尿病分级诊疗试点工作的通知》要求，对具有中医药治疗需求的糖尿病患者，出现以下情况之一的，应当转上级医院进一步诊治：

1.基层医院不能提供糖尿病中医辨证治疗服务时。

2.中医药治疗效果不佳者。

3.血糖明显异常或控制不佳，或出现药物不良反应等。

4.急性和慢性并发症需要紧急处理者，严重靶器官损害者，治疗困难者。

5.基层医师判断需转上级医院全面评估或处理的情况或疾病。

筛查评估和诊断

根据基层条件，建议首先应通过风险评分筛选出糖尿病高风险人群，再进行更具针对性的筛查试验，如口服葡萄糖耐量试验（oralglucosetolerancetest，OGTT）。

一、糖尿病风险评估

《县域糖尿病分级诊疗技术方案》指出，糖尿病筛查工作由基层医疗卫生机构负责。根据《中国2型糖尿病防治指南（2020年版）》推荐，对一般人群使用糖尿病风险评分表进行糖尿病风险评估，如风险评分总分≥25分者进行OGTT。

二、糖尿病高危人群筛查

糖尿病高危人群是指糖尿病发病风险增高的人群。《中国2型糖尿病防治指南（2020年版）》推荐，对于具有至少一项危险因素的高危人群应进一步进行空腹血糖或任意点血糖筛查，其中空腹血糖筛查是简单易行的方法，宜作为常规的筛查方法，但有漏诊的可能性。

三、中医体质评估研究发现

痰湿质、气虚质、阴虚质等均属于糖尿病常见体质；可结合中医体质量表进行中医体质的判断。

四、生活质量评估

可采用中国糖尿病患者生存质量特异性量表（DSQL）、简明健康状况调查表（SF-36）等量表进行生活质量评估。

五、诊断标准

糖尿病前期、糖尿病的诊断标准参照《中国2型糖尿病防治指南（2020年版）》。

六、中医辨证分型

1.糖尿病前期常见证型

（1）肝郁气滞证：因七情内伤，肝气郁滞所致。临床以情绪低落、闷闷不乐、胸胁或脘腹闷胀，得太息则舒，食欲不振，舌质淡红，舌苔薄白，脉弦等属肝气郁结证之轻者为特征的证候。主症：情绪低落、喜叹息，胸胁或脘腹闷胀、脉弦、

（2）湿热蕴结证：因湿热互结，蕴结脾肝，或湿热邪毒，壅阻肌腠，壅滞三焦所致。临床以脘腹痞胀，纳呆、恶心、口干、不欲饮、四肢困重，或腹大坚满，肌肤肿胀，或胁肋隐痛，面目发黄，或便下脓血，肛门坠胀，或小便短赤、尿频、涩痛，或带下色黄、臭秽，或指趾关节红肿、灼痛，或痈疽疮疖、丘疹、脓疱泛发，舌质红，舌苔黄腻，或兼灰黑，脉滑数或弦滑，可伴见发热，渴不欲饮，小便短赤，大便黏滞等为特征的证候。主症：口干不欲饮、大便黏滞，舌红苔黄腻。

（3）脾虚湿困证：因饮食、劳倦或思虑过度伤脾，或年老体弱，久病虚损，脾运化水湿功能失常所致。临床以脘腹痞胀或痛，泛恶欲吐，食少、纳呆，头身困重，倦怠乏力，肢体浮肿，大便稀溏或泄泻，小便短少，舌质淡胖，边有齿痕，舌苔白润或腻，脉濡缓，可伴见水肿，腹水，带下清稀、量多等为特征的证候。主症：大便稀溏或泄泻、头身困重、舌质淡胖、边有齿痕、舌苔白润或腻。

2.糖尿病常见证型

（1）热盛伤津证：因邪热炽盛，损伤津液所致。临床以发热、口渴、喜饮、咽干、大便干结、小便少，甚则皮肤干瘪、眼眶凹陷，舌质红而干，舌苔黄燥，脉细数等为特征的证候。主症：口渴喜饮，小便少，舌质红而干。

（2）肝郁脾虚证：因肝失疏泄，脾失健运所致。临床以情志抑郁，喜太息，胸胁胀痛，或腹胀、纳呆、便溏不爽，或腹痛欲泻、泻后痛减，舌苔白，脉弦或缓弱等为特征的证候。主症：腹胀纳呆、情志抑郁、便溏不爽。

（3）痰浊中阻证：因痰浊壅塞，痞阻中焦，清阳不升，浊阴不降所致。临床以头重昏蒙、视物旋转、胸闷、恶心、呕吐痰涎、食少、嗜睡、乏力、小便不利，舌质淡，舌苔白厚或腻垢，脉濡滑等为特征的证候。主症：舌苔白厚或腻垢，头重昏蒙、嗜睡乏力。

（4）气阴两虚证：泛指各种原因耗损气阴，气虚与阴虚并见的一类证候。以神疲乏力、气短懒言、咽干口燥、烦渴欲饮、午后颧红、小便短少、大便干结，舌体瘦薄，苔少而干，脉虚数等为特征。主症：神疲乏力、咽干口燥、烦渴欲饮。

（5）湿热蕴结证：临床表现与主症参考糖尿病前期常见证型中的湿热蕴结证。

生活方式预防与调护

一、健康宣教

在常规宣教基础上，有条件的医疗卫生机构可开展中医药健康教育和中医药早期干预工作。未病先防，开展特色中医保健服务，促进健康生活方式，预防糖尿病发生；既病防变，强化患者治疗意识，采取合理有效的中医综合干预措施，预防并发症发生；瘥后防复，积极预防并发症的发生或进一步发展。

二、食疗药膳

1.提倡进餐时专注，"食不言"，细嚼慢咽。

2.食疗药膳采用的食材，符合"药食同源药食两用"的原则。在中医师和营养师等联合指导下进行，结合现代营养学原则，参照食物的"四气五味"、中医体质等，通过食疗来调节脏腑功能，发挥食物的营养和治疗等作用。糖尿病常用药食同源食材，参照国家卫生健康委员会公布的《关于进一步规范保健食品原料管理的通知》《中药学》及现代药理实验研究等整理。

3.根据体质或主要症状辨证施膳，制订个性化饮食指导方案。

4.可辨证选用药食两用的药材冲泡代茶饮用。

三、传统锻炼功法

推荐中等强度有氧运动，每周训练3~5次，总运动时间≥150min。如八段锦、太极拳、心身桩、快步走等，采用低强度、多次数的运动方式，结合养生锻炼功法的调息方法。

四、情志调节

中医理论认为，情绪和脏腑相互影响，情绪与血糖调控关系亦十分密切。中医五音疗法、传统运动、饮食疗法、疏肝解郁药物等，可调畅气机，改善情绪。

常见危险因素的中医预防

针对糖尿病可干预的危险因素（肥胖、高血压、血脂代谢紊乱）进行综合干预，有利于预防和延缓糖尿病及并发症的发生。

一、超重或肥胖

肥胖是糖尿病前期和糖尿病的最重要的危险因素。减重有利于血糖控制和糖尿病的缓解。在常规饮食疗法、运动疗法、行为认知干预等生活方式干预的基础上，可配合中医药治疗。干预目标为：超重或肥胖者体重指数（BMI）≤24kg/cm，或体重下降5%~10%，并长期维持在健康水平。

1.辨证选方口服

（1）胃肠实热证：可选用小承气汤合保和丸加减（酒大黄6g（后下），姜厚朴6g，炙枳实9g，炒山楂9g，焦神曲9g，姜半夏6g，茯苓12g，陈皮6g，连翘9g，莱菔子9g）。

（2）脾虚湿阻证：可选用参苓白术散加减（莲子肉12g，麸炒薏苡仁15g，砂仁6g，桔梗9g，炒白扁豆15g，茯苓12g，党参9g，炙甘草6g，麸炒白术12g，麸炒山药12g，陈皮6g）。

（3）脾肾阳虚证：可选用真武汤加减（茯苓12g，炒白芍9g，生姜9g，麸炒白术9g，炮附片（先煎1h）6g）。

（4）肝郁气滞证：可选用逍遥散加减（当归9g，茯苓12g，炒白芍9g，麸炒白术9g，北柴胡9g，炙甘草6g，生姜6g，薄荷（后下）3g）。

2.耳穴贴压常配合针灸等疗法使用

主穴：胃、神门、饥点、内分泌、三焦、交感、肾、口、大肠、脾。局部常规消毒后，每次选用3~5个穴位，王不留行籽贴压，单侧取穴。每隔2或3d更换1次，12周为1个疗程。操作方法和注意事项参照《针灸技术操作规范第3部分耳针》。

3.穴位埋线

适用于超重或肥胖者。主穴：中脘、天枢、大横、关元、足三里，并随证加减；每2周埋线1次，12周为1个疗程。操作方法和注意事项参照《针灸技术操作规范第10部分穴位埋线》。

4.辨证针刺治疗

适用于超重或肥胖，辨证为脾虚湿阻证、脾肾阳虚证者。主穴选脾俞、肾俞、中脘、气海、足三里、三阴交、曲池等。每周2或3次，12周为1个疗程。可配合使用电针、温针等。注意严格消毒，防止感染。操作方法和注意事项参照《针灸技术操作规范第20部分毫针基本刺法》。

二、高血压高血压病与糖尿病常常合并存在，是糖尿病的危险因素之一

1.中药代茶饮

可选用具有平肝潜阳、补益肝肾功效的中药泡茶饮用，如菊花6g，枸杞子6g，炒决明子6g，炒山楂6g，麦冬6g，罗布麻叶6g等。

2.耳穴贴压

可采用黏有王不留行籽的胶布进行耳穴贴压。常用耳穴如耳背沟、肝、心、神门等；风阳上亢证加交感穴；肝肾阴虚证加肾穴；每穴按压20~30次，使患者感胀痛及耳廓发热。每隔2或3d更换1次，12周为1个疗程。

3.辨证选方口服

（1）风阳上亢证：可选择用天麻钩藤饮加减（天麻9g，钩藤12g（后下），炒决明子18g，栀子9g，黄芩9g，川牛膝12g，炒杜仲9g，益母草9g，桑寄生9g，夜交藤9g，茯神9g）。

（2）肝肾阴虚证：可选用杞菊地黄丸加减（熟地黄15g，酒萸肉9g，麸炒山药12g，泽泻12g，牡丹皮9g，茯苓12g，枸杞子12g，菊花9g）。

4.辨证针刺治疗

风阳上亢证可选合谷、太冲、侠溪、行间等穴位；肝肾阴虚证可选太溪、太冲、三阴交、侠溪等穴位；每周2或3次，4周为1个疗程。注意严格消毒，防止感染。

三、高脂血症

1.辨证参考

选用具有调脂功效的中药，如银杏叶、荷叶、女贞子、黄连、山楂、决明子、丹参、三七、荷叶、地骨皮等，具有降低胆固醇、甘油三酯，升高高密度脂蛋白胆固醇等药理作用。

2.辨证选方口服

（1）脾虚湿盛证：选用参苓白术散加减（麸炒薏苡仁15g，莲子肉9g，炙甘草6g，炒白扁豆12g，茯苓12g，陈皮6g，党参12g，麸炒白术12g，麸炒山药12g，丹参9g，焦山楂9g，泽泻12g，三七粉6g（冲服））。

（2）气滞痰阻证：选用越鞠丸加减（香附6g，川芎6g，炒栀子9g，苍术12g，炒神曲9g，玄参9g，黄连6g）。

（3）浊毒内蕴证：选用大柴胡汤合升降散加减（黄连6g，熟大黄3g，僵蚕9g，枳实9g，姜半夏6g，北柴胡12g，黄芩9g，干姜6g，佩兰12g）。

糖尿病常见症状治疗

糖尿病患者的各种症状，既是血糖等代谢指标波动及难控的重要原因，又影响患者的生活质量。在临床诊疗中，患者往往以最主要、最痛苦的症状来就诊。临床辨证施治时，应以主诉症状为线索，四诊合参，应用中医理论，分析判断，确立诊断和治疗方案。"抓主症"，可聚焦疾病的主要矛盾，是适合基层使用中医药的重要方法。具体可参考《糖尿病常见症状中医简明手册》。

一、口干/口渴

1.辨证选方口服

（1）胃热炽盛证：可选玉女煎加减（生石膏15g，熟地黄30g，麦冬6g，知母6g，牛膝6g）。

（2）肺热津伤证：可选消渴方加减（天花粉15g，葛根15g，麦冬15g，生地黄15g，藕汁15g，黄连6g，黄芩9g，知母9g）。

（3）肾阴亏虚证：可选六味地黄丸加减（熟地黄15g，酒萸肉9g，麸炒山药15g，牡丹皮9g，茯苓15g，泽泻9g）。

（4）脾肾阳虚证：可选附子理中丸加减（党参6g，麸炒白术6g，炮姜6g，炮附片6g（先煎1h）、炙甘草3g）。

（5）湿热中阻证：可选三仁汤加减（苦杏仁15g，法半夏15g，滑石18g，薏苡仁18g，通草6g，白蔻仁6g，竹叶6g，姜厚朴6g）。

（6）血瘀内阻证：可选血府逐瘀汤加减（桃仁12g，红花9g，当归9g，生地黄9g，牛膝9g，川芎6g，桔梗6g，酒赤芍6g，麸炒枳壳6g，炙甘草6g，北柴胡3g）。

2.水煎代茶饮

口渴多饮，有热象者：竹叶6g，桑叶6g，乌梅6g，麦冬6g；口干不欲饮或少饮者：北沙参6g，玉竹6g，玫瑰花3g，荷叶6g。

二、汗症

1.辨证选方口服

（1）营卫不和证：可选桂枝汤加减（桂枝9g，炒白芍9g，炙甘草6g，生姜9g，大枣3枚）。

（2）卫表不固证：可选玉屏风散加减（炙黄芪30g，防风15g，麸炒白术9g）。

（3）阴虚火旺证：可选当归六黄汤加减（当归6g，生地黄6g，熟地黄6g，黄芩6g，黄柏6g，黄连6g，炙黄芪12g）。

（4）湿热蕴蒸证：可选三仁汤加减（苦杏仁15g，白蔻仁6g，薏苡仁18g，姜厚朴6g，法半夏15g，通草6g，滑石18g，竹叶6g）。

（5）肺胃热盛证：可选白虎加人参汤加减（知母15g，生石膏30g，甘草9g，粳米9g，党参9g）。

2.水煎代茶饮

属实热证者，伴有口渴欲饮、便燥、舌红：煅牡蛎30g，麦冬9g，醋五味子9g，乌梅6g，桑叶6g；属虚证者，伴有乏力、畏寒：炙黄芪6g，党参6g，麦冬9g，醋五味子6g，乌梅3g，炙甘草6g，覆盆子6g。

三、疲乏

1.辨证选方口服

（1）气阴两虚证：可选七味白术散加减（炙黄芪15g，党参6g，麸炒白术12g，茯苓12g，麸炒山药15g，木香6g，藿香12g，葛根15g，天冬9g，麦冬9g，炙甘草3g）。

（2）气血亏虚证：可选八珍汤加减（党参9g，麸炒白术9g，茯苓9g，炙黄芪18g，当归6g，川芎9g，炒白芍9g，熟地黄15g，大枣4枚）。

（3）肾阴亏虚证：可选六味地黄丸加减（熟地黄18g，酒萸肉12g，枸杞子12g，麸炒山药12g，茯苓9g，泽泻9g，牡丹皮9g）。

（4）阴阳两虚证可选金匮肾气丸加减（熟地黄24g，酒萸肉12g，枸杞子12g，麸炒山药12g，茯苓9g，泽泻9g，牡丹皮9g，肉桂6g（后下），炮附片6g（先煎1h））。

2.水煎代茶饮

西洋参6g，炙黄芪6g，炙甘草6g，陈皮6g，炒杜仲9g，对不同证型的乏力均有一定的调摄作用。

四、失眠

1.辨证选方口服

（1）肝郁化火证：可选龙胆泻肝汤加减（龙胆6g，黄芩9g，栀子9g，北柴胡6g，生地黄12g，泽泻9g，北沙参9g，柏子仁15g，当归6g，甘草6g）。

（2）瘀血内阻证：可选血府逐瘀汤加减（当归9g，生地黄12g，桃仁9g，红花9g，川芎9g，北柴胡9g，桔梗9g，川牛膝15g，枳实9g，酒赤芍9g，炙甘草6g，香附6g）。

（3）心脾两虚证：可选归脾汤加减（太子参12g，麸炒白术9g，炙黄芪15g，当归

9g，茯神15g，远志9g，酸枣仁15g，黄精12g，木香6g，大枣4枚）。

（4）心肾不交证：可选左归丸加减（熟地黄30g，麸炒山药9g，酒萸肉18g，菟丝子9g，枸杞子9g，鹿角胶9g（烊化），龟甲胶9g（烊化），川牛膝9g，茯神18g，酸枣仁15g）。

（5）心胆气虚证：可选安神定志丸合酸枣仁汤加减（太子参18g，茯神18g，茯苓9g，石菖蒲9g，远志9g，龙齿15g（先煎），酸枣仁18g，知母9g，川芎6g，黄精9g，炙甘草9g）。

（6）痰热扰心证：可选黄连温胆汤加减（黄连6g，竹茹12g，枳实6g，法半夏6g，陈皮6g，炙甘草3g，生姜6g，茯苓9g）。

2.水煎代茶饮

属实证者，伴有心烦、口苦：淡竹叶3g，竹茹9g，百合9g，炒酸枣仁6g；属虚证者，伴有神疲乏力、脉细：麦冬9g，醋五味子6g，炒酸枣仁9g，龙眼肉9g，炒麦芽9g。

3.耳穴贴压

可选肝、胆、心、皮质下、神门、交感等耳穴；每日按压20~30次，宜每周1次，每次留置2~4d，5d为1个疗程。

4.中药足浴

基本方：首乌藤30g，远志30g，合欢皮30g，石菖蒲9g，赤芍9g，肉桂6g（后下），黄连9g。水煎后取汁，睡前20min左右浸泡双脚。在浸泡的同时对小腿的三阴交穴、太溪穴点按100次，交替点按，力度适中，以局部酸、胀、微痛为宜，足浴过程中水温控制在38℃左右，患者自觉后背发潮或者额头微微出汗即可，避免药液温度过高烫伤。每次30min，每日1次，5d为1个疗程。

五、便秘

1.辨证选方口服

（1）胃肠积热证：可选麻子仁丸加减（火麻仁15g，苦杏仁9g，枳实12g，大黄9g（后下），姜厚朴12g，白芍15g，桃仁12g，郁李仁12g，当归9g）。

（2）阴虚肠燥证：可选增液承气汤加减（酒大黄9g（后下），芒硝3~6g（冲服），玄参15g，麦冬12g，生地黄15g）。

（3）阳虚便秘证：可选济川煎加减（当归15g，牛膝6g，肉苁蓉9g，泽泻6g，升麻3g，麸炒枳壳3g）。

（4）血虚便秘证：可选润肠丸加减（当归18g，生地黄15g，麻仁15g，桃仁12g，麸炒枳壳9g)。

5.气虚便秘证：可选黄芪汤加减（黄芪30g，党参15g，陈皮9g，火麻仁9g）。

6.气滞便秘证：可选通关导滞散加减（木香9g，槟榔12g，枳壳12g，厚朴12g，大黄9g（后下），当归9g）。

2.水煎代茶饮

属热证者，伴有大便干燥、舌红苔黄：决明子9g，牛蒡子9g，火麻仁9g，苦杏仁6g；属虚证者，伴有排便无力：炙黄芪6g，肉苁蓉9g，郁李仁9g，紫苏子9g，炙甘草6g。

3.穴位贴敷

处方：大黄9g，枳实9g，姜厚朴9g；药物研末，水调成糊状，敷神阙穴，每日更换1次，4周为1个疗程。注意：中药外用的皮肤刺激作用，避免皮肤起疱，继发感染；糖尿病病情较重者禁用；皮肤过敏者禁用；操作方法和注意事项参照《针灸技术操作规范第9部分穴位贴敷》。

4.耳穴贴

压实秘可选脾、神门、内分泌、大肠、直肠下段、便秘点；虚秘可选脾、神门、内分泌、大肠、直肠下段、肾、肺；每周1次，每次留置2~4d，2周为1个疗程。

六、腹胀

1.辨证选方口服

（1）脾胃虚弱证：可选补中益气汤加减（党参15g，炙黄芪15g，麸炒白术9g，炙甘草6g，陈皮6g，木香6g，姜厚朴6g）。

（2）肝胃不和证：可选柴胡疏肝散加减（北柴胡6g，麸炒枳壳9g，香附9g，陈皮6g，佛手15g，炒白芍9g，茯苓15g，砂仁6g（后下），姜半夏6g，炒麦芽15g，炙甘草6g）。

（3）寒热错杂证：可选半夏泻心汤合枳术汤加减（姜半夏9g，黄芩6g，干姜6g，党参6g，炙甘草6g，黄连3g，麸炒枳实6g，麸炒白术6g，大枣4枚）。

（4）胃阴不足证：可选益胃汤加减（麦冬12g，北沙参9g，炙甘草6g，生地黄9g，麸炒山药9g，玉竹9g，扁豆15g）。

（5）饮食停滞证：可选保和丸加减（炒神曲15g，炒山楂18g，姜半夏9g，陈皮9g，连翘9g，茯苓15g，麸炒白术9g，麸炒枳实9g，炒莱菔子9g，黄连9g，酒大黄6g（后下））。

2.水煎代茶饮

属虚证者，伴有乏力、舌胖：党参9g，豆蔻6g，荜茇6g，炙甘草6g；属实证者，伴有饱闷、嗳腐、舌苔厚：莱菔子9g，神曲9g，焦山楂9g，炒麦芽9g，桔梗6g。

3.穴位贴敷

中药材：酒大黄。操作：取大黄5~10g研为细末，用食醋稀释，调糊制成厚约0.5cm、大小约3cm×3cm的药饼，外敷足底涌泉穴后胶布固定。每次8h（时间可视患者具体情况而定），每日1次，5d为1个疗程。

七、腹泻

1.辨证选方口服

（1）肝脾不和证：可选痛泻要方加减（麸炒白术9g，炒白芍18g，防风6g，陈皮9g）。

（2）湿热内蕴证：可选葛根芩连汤加减（葛根12g，黄芩6g，黄连6g，姜半夏9g）。

（3）脾胃虚弱证：可选参苓白术散加减（党参12g，茯苓9g，麸炒白术9g，桔梗9g，麸炒山药9g，炙甘草6g，炒白扁豆12g，莲子肉9g，砂仁6g（后下），麸炒薏苡仁12g）。

（4）脾肾阳虚证：可选附子理中汤加减（炮附片6g（先煎1h），粳米9g，姜半夏9g，炙甘草6g，大枣4枚，补骨脂9g，肉豆蔻9g，吴茱萸3g，醋五味子6g，生姜9g）。

2.水煎代茶饮

属脾虚者，伴有舌胖、苔腻：草果6g，白扁豆花6g，麸炒薏苡仁18g；属湿热者，伴有舌红、苔黄：炒白扁豆6g，葛根9g，甘草6g，槐花6g。

3.耳穴贴

压选穴：内分泌、神门、肾、脾、交感、胃、小肠、大肠；方法：每次可选取穴位3或4个。使用中药王不留行籽进行贴压，每周1次，每次留置2~4d，2周为1个疗程，双侧耳穴交替治疗。

八、肢体凉麻痛

1.辨证选方口服

（1）气虚血瘀证：可选补阳还五汤加减（炙黄芪30g，当归尾15g，赤芍9g，川芎9g，地龙30g，桃仁9g，红花9g，枳壳9g，川牛膝15g）。

（2）寒凝血瘀证：可选当归四逆汤加减（当归12g，赤芍9g，桂枝9g，细辛3g，通草6g，干姜6g，制乳香6g，制没药6g，制川乌3g（先煎30~60min），甘草3g）。

（3）阴虚血瘀证：可选芍药甘草汤合四物汤加减（炒白芍15g，炙甘草3g，生地黄

15g，当归9g，川芎9g，木瓜6g，牛膝15g，麸炒枳壳9g）。

（4）痰瘀阻络证：可选指迷茯苓丸合黄芪桂枝五物汤加减（茯苓18g，姜半夏9g，枳壳9g，炙黄芪30g，桂枝9g，炒白芍15g，苍术9g，川芎9g，炙甘草6g，麸炒薏苡仁30g）。

（5）肝肾亏虚证：可选壮骨丸加减（醋龟甲15g（先煎），黄柏9g，知母9g，熟地黄15g，炒白芍9g，锁阳9g，虎骨9g（现用狗骨9g或牛骨9g代替），牛膝15g，当归12g）。

（6）湿热阻络证：可选四妙散加减（黄柏9g，苍术9g，牛膝15g，麸炒薏苡仁30g）。

2. 水煎代茶饮

炙黄芪6g，肉桂6g，大枣9g，炙甘草6g。

3. 中药熏洗

气虚血瘀证、阴虚血瘀证、肝肾亏虚证、痰瘀阻络证可选用四藤一仙汤外洗方加减。处方：海风藤、鸡血藤、忍冬藤、钩藤（后下）各30g，当归、威灵仙、玄参各15g，炙黄芪、丹参各20g。上药水煎30min后，取汁500ml，待水温约38℃时，泡洗患肢，每次30min，药液随时加温，并保持在38℃左右，每日2次，15d为1个疗程。若下肢伴拘挛者加用木瓜9g，伸筋草12g；若见痛如针刺、痛有定处者，加乳香9g，没药9g；若下肢冰凉者加用附子6g，肉桂3g（后下），干姜9g；阳虚寒凝证、痰瘀阻络证可选用制川乌15g，花椒、当归各9g，艾叶、白芷、徐长卿、桂枝、鸡血藤、独活各30g。水煎后，保持水温38℃左右，然后进行双足熏洗，每次熏洗时间为30min，每日熏洗1次，15d为1疗程。

九、食欲下降

1. 辨证选方口服

（1）脾阴不足证：可选资生汤加减（麸炒山药30g，玄参9g，麸炒白术9g，炒鸡内金6g，牛蒡子9g）。

（2）胃阴不足证：可选麦门冬汤加减（麦冬30g，法半夏6g，党参9g，炙甘草6g，粳米3g，大枣4枚）。

（3）脾胃虚弱证：可选异功散加减（党参9g，茯苓9g，麸炒白术9g，陈皮6g，炙甘草6g）；

（4）脾胃虚寒证：可选理中汤加减（党参9g，麸炒白术9g，干姜9g，炙甘草6g）。

2. 水煎代茶饮

（1）属阴虚者，伴有口干、舌红、少津：北沙参9g，麦冬9g，石斛6g，党参6g，炙甘草6g，焦山楂9g，陈皮6g。

（2）属阳虚者，伴有口淡无味、便溏、畏寒：党参9g，豆蔻6g，肉豆蔻6g，佛手6g，焦山楂9g，炙甘草6g。

十、尿频

1.辨证选方口服

（1）膀胱湿热证：可选八正散加减（木通6g，车前子15g，萹蓄15g，瞿麦15g，栀子9g，大黄9g（后下），滑石18g（冲服），甘草3g）。

（2）肺热津伤证：可选消渴方加减（天花粉15g，葛根15g，麦冬15g，生地黄15g，藕汁15g，黄连6g，黄芩9g，知母9g）。

（3）脾肾气虚证：可选无比山药丸加减（麸炒山药15g，茯苓15g，熟地黄15g，酒萸肉15g，菟丝子15g，巴戟天15g，炒杜仲15g，牛膝15g，肉苁蓉15g，醋五味子6g，炙黄芪15g，麸炒白术9g）。

（4）肾阴亏虚证：可选六味地黄丸加减（熟地黄15g，酒萸肉9g，麸炒山药15g，枸杞子15g，牡丹皮9g，茯苓15g，泽泻9g）。

（5）阴阳两虚证：可选金匮肾气丸加减（熟地黄15g，酒萸肉9g，麸炒山药15g，牡丹皮9g，茯苓15g，泽泻9g，肉桂3g（后下）、炮附片9g（先煎1h））。

2.水煎代茶饮

益智仁9g，芡实15g，炙黄芪6g，覆盆子6g，对不同证型的尿频均有一定的调摄作用。

十一、易饥多食

1.辨证选方口服

（1）胃热炽盛证：可选玉女煎加减（熟地黄15g，生石膏15g，知母5g，麦冬6g，牛膝5g）。

（2）气阴亏虚证：可选七味白术散加减（党参6g，藿香12g，葛根15g，木香6g，茯苓12g，麸炒白术12g，炙甘草3g）。

（3）胃强脾弱证：可选半夏泻心汤加减（姜半夏12g，黄连3g，黄芩9g，党参9g，干姜9g，炙甘草9g，大枣4枚）。

2.水煎代茶饮

（1）阴虚火旺者，伴有口干、便燥：竹茹9g，玉竹9g，石斛9g，马齿苋9g。

（2）胃强脾弱者，伴有大便不实、乏力、少食：党参6g，麦冬6g，香橼6g，北沙参9g。

十二、皮肤瘙痒

1.辨证选方口服

（1）血热风燥证：可选消风散加减（生石膏15g，生地黄15g，当归15g，胡麻仁15g，苍术9g，蝉蜕6g，知母6g，苦参6g，荆芥9g，防风6g，蒺藜9g，炙甘草6g）。

（2）血虚风燥证：可选当归饮子加减（生地黄15g，熟地黄15g，当归15g，酸枣仁15g，炙黄芪15g，制首乌9g，刺蒺藜9g，炒白芍9g，僵蚕6g，荆芥9g，防风6g，苦参6g，川芎6g，炙甘草6g）。

（3）脾虚生风证：可选玉屏风散合五味异功散加减（炙黄芪18g，太子参15g，麸炒白术15g，茯苓15g，酸枣仁15g，蒺藜12g，荆芥9g，防风9g，陈皮6g，地肤子9g，炒鸡内金9g，炒麦芽9g，焦山楂9g，白鲜皮6g，苦参6g，炙甘草6g）。

（4）湿热下注证：可选龙胆泻肝汤加减（龙胆6g，泽泻9g，北柴胡9g，车前子9g（包煎），生地黄15g，炒栀子6g，炒黄芩6g，苦参6g，刺蒺藜12g，地肤子9g，甘草6g）。

2.水煎代茶饮

属湿热证者，伴有舌红、苔黄腻：桑白皮9g，土茯苓9g，荷叶6g，赤小豆18g，炙甘草9g，马齿苋18g，香薷6g；皮肤干燥，怕热者：红花3g，泽兰6g，蒺藜6g，炙甘草6g，火麻仁9g，桑叶6g。

3.中药外洗

（1）属湿热瘀阻证者：蛇床子、地肤子、白鲜皮、苦参各30g，桃仁、红花、甘草各20g；煎水晾至38℃左右时擦洗患处，每次20min，每日1次，5d为1个疗程，具有活血化瘀、祛湿止痒的功效。

（2）属湿热蕴肤证：苦参20g，黄芩20g，土茯苓20g，黄柏20g；煎水晾至38℃左右时擦洗患处，每次20min，每日1次，5d为1个疗程，具有清热、祛湿、止痒的功效。

十三、焦虑抑郁

1.辨证选方口服

（1）肝气郁结证：可选柴胡疏肝散加减（北柴胡6g，陈皮6g，川芎6g，炒白芍6g，枳壳6g，香附6g，炙甘草3g）。

（2）气郁化火证：可选丹栀逍遥散加减（牡丹皮9g，炒栀子9g，茯苓9g，麸炒白术9g，薄荷3g（后下），炙甘草6g，北柴胡9g，炒白芍9g，当归6g，龙胆6g，大黄3g（后下），黄连3g，吴茱萸3g，菊花9g，钩藤9g（后下），蒺藜9g）。

（3）气滞痰凝证：可选半夏厚朴汤加减（姜半夏12g，茯苓12g，姜厚朴9g，生姜

15g，紫苏叶6g，北柴胡6g，麸炒白术12g，炒白芍12g，当归9g，炙甘草6g，薄荷9g（后下），煨姜9g，海蛤壳15g（先煎），紫菀9g，浙贝母9g，陈皮6g）。

（4）忧郁伤神证：可选甘麦大枣汤加减（炙甘草9g，淮小麦30g，大枣10枚、酸枣仁30g，柏子仁9g，茯神9g，龙骨15g（先煎），牡蛎15g（先煎），当归9g，炒白芍9g）。

（5）心脾两虚证：可选归脾汤加减（麸炒白术9g，当归9g，茯神9g，炙黄芪12g，远志6g，龙眼肉12g，酸枣仁12g，党参6g，木香6g，炙甘草3g，生姜6g，大枣3枚）。

（6）心肾阴虚证：可选天王补心丹合六味地黄丸加减（党参15g，茯苓15g，玄参9g，丹参9g，桔梗12g，远志15g，当归9g，醋五味子6g，麦冬15g，柏子仁12g，酸枣仁30g，生地黄12g，熟地黄12g，麸炒山药12g，牡丹皮6g，泽泻9g，酒萸肉9g，黄连3g，肉桂3g（后下））。

2.水煎代茶饮

（1）属实证者，伴有焦躁不安、易怒，舌红苔黄：竹叶3g，百合9g，决明子9g，炙甘草6g，夏枯草6g。

（2）属虚证者，伴有情绪抑郁、低落、沉默：淮小麦30g，炙甘草9g，大枣9g，淡竹叶3g。

3.耳穴

耳穴选取心、枕、皮质下、肝、内分泌、神门。每次选3~5穴，毫针刺，留针20min。恢复期可用埋针法或压丸法。

糖尿病前期

根据患者不同症状表现及状态，结合生活习惯进行中医健康教育，包括合理饮食及运动指导、心理和情志调节等，以改善精神和体质，促进健康的饮食和运动习惯，有效控制血糖，预防进展为糖尿病。对糖尿病前期人群进行体质辨识，针对具有偏颇体质的糖尿病高危人群和糖尿病前期人群，可通过运动、食疗、药膳、膏方等改善体质状况。

1.中药代茶饮

糖尿病前期气阴两虚证，可用西洋参、麦冬、玉竹、石斛、枸杞子各9g，玄参6g，砂仁3g；脾虚痰湿证可用党参、山药各15g，山楂、炒决明子、荷叶、佩兰、玫瑰花各9g；以开水150~200ml浸泡20min后饮用，每日2或3次，12周为1个疗程。

2.针刺

可选脾俞、胃俞、肾俞、足三里、三阴交、中脘、关元、天枢等行气导滞、健脾疏肝；平补平泻，留针30min，每周2或3次，12周为1个疗程。晕针者禁用；皮肤有感染、溃疡、瘢痕慎用；体质虚弱、气血亏损者，其针感不宜过重。

3.穴位埋线

可选脾俞、胃脘下俞、肝俞、肾俞、足三里等进行穴位埋线，具有减重、抑制食欲等效果。每周2次；8周为1个疗程。

4.穴位按摩

选穴以背俞穴、手足阳明经及太阴经经穴为主，如脾俞、胃俞、肾俞、曲池、手三里、内关、合谷、阳陵泉、血海、足三里、三阴交等穴；手法选用按揉、点穴、振腹等，也可进行自我保健按摩上述穴位；每次15min，每周5次，8周为1个疗程。

5.艾灸

选肺俞、脾俞、肾俞、中脘、大椎、足三里、关元、神阙等穴，采用温和灸或隔姜灸，以皮肤温热发红为度；每日1次，每次20~30min，2周为1个疗程；可改善体质，调节代谢。

6.辨证选方

（1）湿热蕴结证。治法：清热化湿。推荐方药：半夏泻心汤加减。药物组成：姜半夏6g，黄芩6g，干姜5g，党参9g，炙甘草3g，黄连3g。

（2）脾虚湿困证。治法：健脾化湿。推荐方药：六君子汤加减。药物组成：党参9g，麸炒白术9g，茯苓9g，炙甘草3g，陈皮6g，法半夏6g，荷叶9g，佩兰9g。

（3）肝郁气滞证。治法：疏肝解郁。推荐方药：四逆散加减。药物组成：北柴胡6g，炒白芍9g，麸炒枳实6g，炙甘草3g。

糖尿病

一、辨证选方

口服中医药治疗的原则和目标：协同控糖，改善症状，预防并发症，提高生活质量。

（1）热盛伤津证。治法：清热生津。推荐方药：白虎加人参汤加减。药物组成：

生石膏30g，知母9g，太子参9g，天花粉9g，生地黄9g，黄连3g，葛根9g，麦冬6g。

（2）肝郁脾虚证。治法：疏肝健脾。推荐方药：逍遥散加减。药物组成：北柴胡6g，炒白芍9g，当归6g，茯苓9g，麸炒白术9g，煨生姜3g，薄荷6g（后下），牛膝9g，炙甘草3g。

（3）痰浊中阻证。治法：燥湿化痰。推荐方药：二陈汤合平胃散加减。药物组成：姜半夏6g，陈皮6g，茯苓12g，苍术6g，姜厚朴9g，生姜6g，炙甘草3g。

（4）湿热蕴结证。治法：清热化湿。推荐方药：葛根芩连汤合三仁汤加减。药物组成：葛根9g，黄芩9g，黄连3g，苦杏仁6g，白蔻仁6g（后下），薏苡仁15g，滑石15g，通草6g，法半夏6g，姜厚朴9g，竹叶6g，甘草3g。

（5）气阴两虚证。治法：益气养阴。推荐方药：生脉散合玉液汤加减。药物组成：太子参9g，麦冬9g，醋五味子6g，炙黄芪15g，生地黄12g，麸炒山药12g，葛根12g，天花粉12g，丹参12g。

二、中成药

2型糖尿病气阴两虚证，在常规治疗的基础上可联合应用津力达颗粒、参芪降糖颗粒等药物；对新诊断2型糖尿病患者，可联合天麦消渴片等；对轻、中度糖尿病患者可服用消渴丸（为含格列本脲（0.25mg/粒）和多种中药成分的复方制剂）控制血糖，改善症状。

三、非药物疗法

（1）针刺：以背俞穴及足少阴、足太阴经穴为主，可选足三里、阴陵泉、三阴交、太冲、脾俞、肾俞、关元等穴，并随证加减；每周2次，留针30min，3个月为1个疗程；因糖尿病患者皮肤容易化脓感染，用穴要少而精，注意严格消毒，防止感染。

（2）耳穴贴压：可选胰胆、脾、内分泌、肾、三焦、缘中、心、肺、肝、胃、屏尖、神门、肾上腺、耳迷根；根据患者病情，宜每周1次，每次留置2~4d，3个月为1个疗程。

四、糖尿病缓解

2型糖尿病缓解的定义和解释建议，将患者停用降糖药物至少3个月后糖化血红蛋白（glycatedhemoglobin，HbA1c）<6.5%作为糖尿病缓解的标准。在确定处于2型糖尿病缓解后，仍需要每年复查HbA1c。《缓解2型糖尿病中国专家共识》提出，缓解方法包括强化生活方式干预、减重药物等。中医饮食干预、传统运动、中药辨证治疗、针灸等有减重、降糖等多方面作用有助于糖尿病的缓解。

糖尿病常见并发症

一、糖尿病周围神经病变

参考《中国 2 型糖尿病防治指南（2020 年版）》《糖尿病周围神经病变病证结合诊疗指南》中糖尿病周围神经病变诊断标准。

（1）辨证选方口服：可参考本指南"糖尿病常见症状治疗–肢体凉麻痛"部分。

（2）中成药：糖尿病周围神经病变气虚络阻证可联用木丹颗粒，有效改善四肢麻木、疼痛等感觉异常，提高神经传导速度。

（3）中药熏洗：可参照本指南"糖尿病常见症状治疗–肢体凉麻痛"部分。

（4）针刺：可选足三里、三阴交、脾俞、胃脘下俞、曲池、阳陵泉、肾俞、肺俞、合谷、阴陵泉、丰隆，并随证加减；每周 2 次，留针 30min，3 个月为 1 个疗程；具有疏通经络、活血止痛的功效，可改善神经传导速度；皮肤有感染、溃疡、瘢痕慎用；注意严格消毒，防止感染。

二、糖尿病视网膜病变

1. 辨证选方口服

（1）阴虚燥热、目络不利证：可选用玉泉丸合白虎加人参汤加减（党参 9g，麦冬 9g，炙黄芪 15g，茯苓 12g，生石膏 30g，炙甘草 3g）。

（2）气阴两虚、脉络瘀阻证：选用生脉散合杞菊地黄丸加减（党参 9g，麦冬 9g，醋五味子 6g，枸杞子 9g，菊花 9g，熟地黄 15g，酒萸肉 12g，泽泻 9g，牡丹皮 9g）。

（3）肝肾亏虚、目络失养证：选用六味地黄丸加减（熟地黄 15g，酒萸肉 12g，牡丹皮 9g，茯苓 12g）。

（4）肝阳上亢、热伤目络证：选用犀角地黄汤合天麻钩藤饮加减（水牛角 15g（镑片或粗粉煎服，先煎 3h）、生地黄 12g，牡丹皮 9g，赤芍 9g，天麻 9g，钩藤 12g（后下））。

2. 中成药

2 型糖尿病非增殖期糖尿病视网膜病变，中医辨证属气阴亏虚、肝肾不足、目络瘀滞证者，可联用芪明颗粒，有助于降低患者黄斑中心厚度、血管内皮生长因子；糖尿病视网膜病变气滞血瘀证也可联用复方丹参滴丸，可改善患者症状，延缓病情进展。

3. 针刺

糖尿病视网膜病变早期属肝肾阴虚证，取患侧攒竹、丝竹空、瞳子髎，双侧太溪、照海、太冲等穴针刺；每周2次，留针30min，30 d为1个疗程；糖尿病视网膜病变出血或视网膜脱离者禁用，并及时转诊到上级医院。

4.眼周穴位按摩

适于各类糖尿病视网膜病变。取穴：睛明、鱼腰、攒竹、丝竹空、太阳穴、四白穴，以轻微舒缓手法为主。哺乳期、妊娠期妇女禁用。

三、糖尿病肾病

1.食疗药膳

糖尿病肾病水肿，可选用食疗方鲤鱼赤小豆汤：大鲤鱼1条，赤小豆15g，陈皮（去白）、胡椒、草果（后下）各6g，炖汤。功效：健脾祛湿、利水消肿。

2.辨证选方口服

（1）肝肾阴虚证：可选用六味地黄丸合二至丸加减（生地黄12g，牡丹皮9g，茯苓12g，麸炒山药12g，酒萸肉9g，泽泻9g，女贞子9g，墨旱莲9g）。

（2）脾肾气虚证：可选用水陆二仙丹合芡实合剂加减（金樱子9g，芡实15g，麸炒白术9g，茯苓12g，麸炒山药12g，黄精9g，菟丝子15g，百合9g，枇杷叶6g）。

（3）气阴两虚证：可选用参芪地黄汤加减（党参9g，炙黄芪15g，熟地黄15g，酒萸肉9g，茯苓12g，麸炒山药12g，泽泻9g，牡丹皮9g）。

（4）脾肾阳虚证：可选用济生肾气丸合实脾饮加减（炮附片6g（先煎1h）、肉桂3g（后下）、熟地黄15g，酒萸肉9g，麸炒山药12g，茯苓12g，泽泻9g，牡丹皮9g，车前子9g（包煎），川牛膝15g，干姜9g，麸炒白术9g，木香6g，木瓜6g）。

3.中成药

可联用渴络欣胶囊等，改善临床症状及肾脏功能、降低蛋白尿。

4.针刺

适于糖尿病肾病各期。取穴：中脘、阴陵泉、丰隆、太冲、足三里、三阴交、白环俞、肾俞、膏肓俞、曲池、合谷、地机、血海。功效：补肾健脾，升清降浊。每周2或3次，留针30min，4周为1个疗程。晕针者禁用；皮肤有感染、溃疡、瘢痕慎用；体质虚弱、气血亏损者，其针感不宜过重。注意严格消毒，防止感染。

糖尿病肾病中医防治指南（2011）
中华中医药学会

高彦彬　刘铜华　李　平

一、概述

糖尿病肾病（DN）是糖尿病微血管并发症之一，又称糖尿病性肾小球硬化症，为糖尿病特有的肾脏并发症。西医认为本病的发生与慢性高血糖所致的糖代谢异常、肾脏血流动力学改变、脂代谢紊乱、血管活性因子、生长因子和细胞因子、氧化应激、遗传等因素有关，其基本病理改变为肾小球系膜基质增生、肾小球毛细血管基底膜（GBM）增厚与肾小球硬化。糖尿病肾病的患病率为20%～40%，目前，糖尿病肾病已成为导致终末期肾病（ESRD）的首要致病因素。糖尿病肾病早期，通过严格控制血糖、血压，可有效阻止病情的进展。一旦发生临床期糖尿病肾病，则肾功能呈持续性减退，直至发展为终末期肾功能衰竭。

本病属中医"水肿""虚劳""关格"等范畴。

二、病因病机

1.发病因素

糖尿病肾病为素体肾虚，糖尿病迁延日久，耗气伤阴，五脏受损，兼夹痰、热、郁、瘀等致病。发病之初气阴两虚，渐至肝肾阴虚；病情迁延，阴损及阳，伤及脾肾；病变晚期，肾阳衰败，浊毒内停；或见气血亏损，五脏俱虚。

2.病机及演变规律

糖尿病肾病初期临床症状多不明显，可见倦怠乏力、腰膝酸软，随着病情进展，可见尿浊、夜尿频多，进而下肢、颜面甚至全身水肿，最终少尿或无尿、恶心呕吐、心悸气短、胸闷喘憋不能平卧。其病机演变和症状特征分为三个阶段。

（1）发病初期

气阴两虚，渐至肝肾阴虚，肾络瘀阻，精微渗漏。肾主水，司开阖，糖尿病日久，肾阴亏损，阴损耗气，而致肾气虚损，固摄无权，开阖失司，开多阖少则尿频尿多，开少合多则少尿浮肿；或肝肾阴虚，精血不能上承于目而致两目干涩、视物模糊。

（2）病变进展期

脾肾阳虚，水湿潴留，泛溢肌肤，则面足水肿，甚则胸水、腹水；阳虚不能温煦四末，则畏寒肢冷。

（3）病变晚期

肾体劳衰，肾用失司，浊毒内停，五脏受损，气血阴阳衰败。肾阳衰败，水湿泛滥，浊毒内停，重则上下格拒，变证蜂起。浊毒上泛，胃失和降，则恶心呕吐、食欲不振；水饮凌心射肺，则心悸气短、胸闷喘憋不能平卧；溺毒人脑，则神志恍惚、意识不清，甚则昏迷不醒；肾元衰竭，浊邪壅塞三焦，肾关不开，则少尿或无尿，并见呕恶，以致关格。

2.病位、病性

本病病位在肾，可涉及五脏六腑；病性为本虚标实，本虚为肝脾肾虚，五脏气血阴阳俱虚，标实为气滞、血瘀、痰浊、浊毒、湿热等。

三、诊断

1.临床表现

（1）症状

本病早期除糖尿病症状外，一般缺乏肾脏损害的典型症状，临床期肾病患者可出现水肿、腰酸腿软、倦怠乏力、头晕耳鸣等症状；肾病综合征的患者可伴有高度水肿；肾功能不全氮质血症的患者，可见纳差，甚则恶心呕吐、手足搐搦；合并心衰可出现胸闷、憋气，甚则喘憋不能平卧。

（2）体征

早期无明显体征，之后可逐渐出现血压升高，或面色㿠白、爪甲色淡、四肢浮肿、胸水、腹水等。

2.理化检查

（1）尿液检查

①尿微量白蛋白

早期肾病患者表现为尿白蛋白排泄率（UAER）增加，20～200μg/min。

②24h尿蛋白定量

早期糖尿病肾病尿蛋白定量＜0.5g/d；临床糖尿病肾病，尿蛋白定量＞0.5g/d。

③尿常规

糖尿病肾病早期五明显尿蛋白异常，其后可有间歇性蛋白尿发生，临床期可有明显持续性蛋白尿。

（2）外周血检查

糖尿病肾病肾功能不全可出现血红蛋白降低。

（3）血生化检查

临床糖尿病肾病及糖尿病肾病晚期可见肾功能不全，出现血肌酐、尿素氮升高。

3.诊断标准

糖尿病肾病的确诊应根据糖尿病病史、临床表现、理化及病理检查，以及肾功能等综合作出判断。

（1）早期糖尿病肾病的糖尿病病史（常在6～10年以上），出现持续性微量白蛋白尿（UAER达20～200μg/min或30～300mg/d），即应拟诊早期糖尿病肾病。

（2）临床糖尿病肾病的糖尿病病史更长，尿蛋白阳性，甚至出现大量蛋白尿及肾病综合征，即应考虑临床糖尿病肾病。

（3）诊断糖尿病肾病，需除外其他肾脏疾病，必要时作肾脏病理穿刺。组织病理检查如肾小球无明显细胞增生，仅系膜基质弥漫性增宽及GBM广泛增厚（早期需电镜病理证实），尤其出现Kimmelstiel-Wilson结节时，即可确诊。

4.鉴别诊断

糖尿病肾病具有糖尿病和肾病两种表现，结合实验室及病理检查，常可诊断明确。确诊糖尿病肾病之前应除外其他肾脏疾病，必要时做肾穿刺病理检查。

（1）系膜增生性肾炎和膜性肾病与糖尿病并存者约占20%，当出现以下情况时，应进一步做肾脏组织活检加以鉴别：糖尿病肾病的病人在早期（6年以内）出现蛋白尿；持续蛋白尿但无视网膜病变；肾功能急剧恶化；镜下血尿伴红细胞管型。

（2）功能性蛋白尿剧烈运动、发热、原发性高血压、心功能不全等均可引起尿蛋白增加可通过详细询问病史、临床表现以及实验室等相关检查以协助诊断。

四、治疗

1.基础治疗

糖尿病肾病患者应予优质低蛋白、富含维生素饮食，植物蛋白如豆类食品应限制摄入。水肿和高血压患者应限制钠盐的摄入。针对患者病情给予中医药膳，以平衡阴阳，调理脏腑，扶正祛邪。如肾阳虚者宜常食韭菜、狗肉、羊骨、虾、肉桂等食物；

肾阴虚者宜食枸杞子、桑椹子、龟肉、木耳、银耳等食物；脾虚者宜食白扁豆、薏苡仁、山药、莲子等；膀胱湿热者宜食马齿苋、鱼腥草、绿豆、赤小豆等。此外，亦可针对患者病情选用食疗方剂，如脾肾两虚可选用黄芪山药粥（黄芪、山药）；水肿可选用薏苡仁粥（薏苡仁、粳米）或黄芪冬瓜汤（黄芪、冬瓜）。

病变早期可采用太极拳、五禽戏、八段锦、鹤翔桩、强壮功等传统锻炼功法，适量活动，不宜剧烈运动；糖尿病肾病肾功能衰竭者应以卧床休息为主，活动量不宜过大，不可过劳。以平衡人体阴阳，调和气血，通畅经络为目的，对病体康复有一定辅助作用。

2.辨证论治

本病基本特点为本虚标实、本虚为气（脾气虚、肾气虚）阴（肝肾阴虚）两虚，标实为痰热郁瘀，所及脏腑以肾、肝、脾为主，病程较长，兼证变证蜂起。

（1）主证

①气阴两虚证

症状：尿浊，神疲乏力，气短懒言，咽干口燥，头晕多梦，或尿频尿多，手足心热，心悸不宁，舌体瘦薄，质红或淡红，苔少而干，脉沉细无力。

治法：益气养阴。

方药：参芪地黄汤（《沈氏尊生书》）加减。党参、黄芪、茯苓、地黄、山药、山茱萸、牡丹皮。

②肝肾阴虚证

症状：尿浊，眩晕耳鸣，五心烦热，腰膝酸痛，两目干涩，小便短小，舌红少苔，脉细数。

治法：滋补肝肾。

方药：杞菊地黄丸（《医级》）加减。枸杞子、菊花、熟地黄、山茱萸、山药、茯苓、泽泻、牡丹皮。

③气血两虚证

症状：尿浊，神疲乏力，气短懒言，面色淡白或萎黄，头晕目眩，唇甲色淡，心悸失眠，腰膝酸痛，舌淡脉弱。

治法：补气养血。

方药：当归补血汤（《兰室秘藏》）合济生肾气丸（《济生方》）加减。黄芪、当归、炮附片、肉桂、熟地黄、山药、山茱萸、茯苓、牡丹皮、泽泻。

④脾肾阳虚证

症状：尿浊，神疲畏寒，腰膝酸冷，肢体浮肿，下肢尤甚，面色㿠白，小便清长或短少，夜尿增多，或五更泄泻，舌淡体胖有齿痕，脉沉迟无力。

治法：温肾健脾。

方药：附子理中丸（《太平惠民和剂局方》）合真武汤（《伤寒论》）加减。附子、干姜、党参、白术、茯苓、白芍、甘草。

在主要证型中，出现阳事不举加巴戟天、淫羊藿；大便干结加火麻仁、肉苁蓉；五更泻加肉豆蔻、补骨脂。

（2）兼证

①水不涵木，肝阳上亢证

症状：兼见头晕头痛，口苦目眩，脉弦有力。

治法：镇肝熄风。

方药：镇肝熄风汤（《医学衷中参西录》）。

②血瘀证

症状：舌色暗，舌下静脉迂曲，瘀点瘀斑，脉沉弦涩。

治法：活血化瘀。

方药：除主方外，宜加桃仁、红花、当归、川芎、丹参等。

③膀胱湿热证

症状：兼见尿频、急迫、灼热、涩痛，舌苔黄腻，脉滑数。

治法：清热利湿。

方药：八正散加减（《太平惠民和剂局方》）；反复发作，迁延难愈，无比山药丸加减（《太平惠民和剂局方》）；血尿合用小蓟饮子（《济生方》）。

（3）变证

①浊毒犯胃证

症状：恶心呕吐频发，头晕目眩，周身水肿；或小便不行，舌质淡暗，苔白腻，脉沉弦或沉滑。

治法：降逆化浊。

方药：旋覆代赭汤（《伤寒论》）加减。旋覆花、代赭石、甘草、党参、半夏、生姜、大枣。

加减：呕恶甚者加吴茱萸、黄连。

②溺毒人脑证

症状：神志恍惚，目光呆滞，甚则昏迷，或突发抽搐，鼻衄齿衄，舌质淡紫有齿痕，苔白厚腻腐，脉沉弦滑数。

治法：开窍醒神，镇惊熄风。

方药：菖蒲郁金汤（《温病全书》）送服安宫牛黄丸（《温病条辨》）加减。石菖蒲、郁金、炒栀子、连翘、鲜竹叶、竹沥、灯心草、菊花、牡丹皮。加减：四肢抽搐加全蝎、蜈蚣；浊毒伤血致鼻衄、齿衄、肌衄等，加生地黄犀角粉（可用水牛角粉代替）。

③水气凌心证

症状：气喘不能平卧，畏寒肢凉，大汗淋漓，心悸怔忡，肢体浮肿，下肢尤甚，咳吐稀白痰，舌淡胖，苔白滑，脉疾数无力或细小短促无根或结代。

治法：温阳利水，泻肺平喘。

方药：葶苈大枣泻肺汤（《金匮要略》）合苓桂术甘汤（《金匮要略》）加减。葶苈子、大枣、茯苓、桂枝、白术、甘草、附子、干姜。

加减：浮肿甚者可加用五皮饮（《华氏中藏经》）；四肢厥冷，大汗淋漓重用淡附片，加人参。

3.其他疗法

（1）中成药

生脉饮，用于气阴两亏，心悸气短，脉微自汗等。

附子理中丸，用于脾胃虚寒，脘腹冷痛，呕吐泄泻。

济生肾气丸，用于肾阳不足，水湿内停所致的肾虚水肿，腰膝酸重等。

（2）中药保留灌肠

糖尿病肾病后期脾肾衰败，浊毒潴留，上犯脾胃，出现严重胃肠道症状，可用中药灌肠治疗。例如以生大黄、淡附片、丹参、蒲公英、煅牡蛎等，水煎浓缩至100～200ml，高位保留灌肠，每日1～2次，适用于关格实证。

（3）针灸

糖尿病肾病患者行针刺治疗应严格消毒，宜慎针禁灸。

①气阴两虚证

肾俞、脾俞、足三里、三阴交、志室、太溪、复溜、曲骨，针刺用补法，行间用泻法。

②肝肾阴虚证

肝俞、肾俞、期门、委中，针刺用补法。

③阴阳两虚证

脾俞、肾俞、命门、三阴交、气海、关元，针刺用补法。

④脾肾阳虚证

脾俞、肾俞、命门、三阴交、足三里、太溪、中极、关元，针刺用补法。

4.西医治疗原则

（1）控制血糖

必须严格控制患者血糖水平，以有效防止糖尿病肾病的发生和进展。

（2）控制血压

采用药物疗法及非药物疗法，血压应控制在130／80mmHg以下。

（3）限制蛋白摄入

宜给予优质低蛋白饮食。适当限制蛋白摄入［0.8g/（kg・d）］可使早期增高的肾小球滤过率（GFR）下降；临床期糖尿病肾病患者，GFR开始下降，需要更严格控制［0.68/（kg・d）］，以延缓和控制疾病的进展。

（4）终末期肾功能衰竭时的肾脏替代治疗

血液透析、腹透、肾或胰-肾联合移植。

糖尿病周围神经病变中医防治指南（2021）

中华中医药学会

庞国明　闫　镛　郑晓东

一、概述

糖尿病周围神经病变（DPN），是糖尿病所致神经病变中最常见的一种，发病率为30%～90%。其主要临床特征为四肢远端感觉、运动障碍，并表现出肢体麻木、挛急疼痛、肌肉无力和萎缩、腱反射减弱或消失等症状。按临床表现分为双侧对称性多发神经病变及单侧非对称性多发神经病变。早期呈相对可逆性，后期发展为顽固性难治性神经损伤。发病机制目前尚未完全清楚，普遍认为其发生与血管病变、代谢紊乱、神经生长因子减少、遗传因素、自身免疫功能及血液流变学改变等多种因素相互作用有关。本病患者性别差异不明显，男女几乎相当，患病年龄7～80岁不等，随年龄的增长患病率上升，高峰见于50～60岁。患病率与病程关系不明显，T2DM患者中约有20%的神经病变先于糖尿病症状的出现，患病率与糖尿病病情严重程度无明显关系，但糖尿病及高血糖状态控制不良者患病率明显增高。

本病属中医"麻木""血痹""痛证""痿证"等范畴。

二、病因病机

1.病因

本病是因糖尿病日久，耗伤气阴，阴阳气血亏虚，血行瘀滞，脉络痹阻所致，属本虚标实证。病位在脉络，内及肝、肾、脾等脏腑，以气血亏虚为本，瘀血阻络为标。

糖尿病周围神经病变的病机有虚有实。虚有本与变之不同。虚之本在于阴津不足，虚之变在于气虚、阳损。虚之本与变，既可单独起作用，也可相互转化，互为因果；既可先本后变，也可同时存在。实为痰与瘀，既可单独致病，也可互结并见。临床上，患者既可纯虚为病，所谓"气不至则麻""血不荣则木""气血失充则痿"；又可虚实夹杂，但一般不存在纯实无虚之证。虚实夹杂者，在虚实之间，又多存在因果标本关系。常以虚为本，而阴虚为本中之本，气虚、阳损为本中之变，以实为标，痰浊瘀血阻滞经络。

2.病机及演变规律

糖尿病周围神经病变病机是动态演变的过程，随着糖尿病的发展按照气虚夹瘀或阴虚夹瘀气阴两虚夹瘀阴阳两虚夹瘀的规律而演变。阴亏是发生糖尿病周围神经病变的关键；气虚是迁延不愈的症结；阳虚是发展的必然趋势；血瘀是造成本病的主要原因。本病大致可以分为四个阶段。

（1）麻木为主期

多由于肺燥津伤，或胃热伤阴耗气，气阴两虚，血行瘀滞；或气虚血瘀，或阴虚血瘀；或气阴两虚致瘀，脉络瘀滞，肢体失荣。临床可见手足麻木时作、或如蚁行、步如踩棉、感觉减退等。

（2）疼痛为主期

气虚血瘀、阴虚血瘀，迁延不愈；或由气损阳，或阴损及阳，阳虚失煦，阴寒凝滞，血瘀为甚；或复因气不布津，阳不化气，痰浊内生，痰瘀互结，痹阻脉络，不通则痛。临床上常呈刺痛、钻凿痛或痛剧如截肢，夜间加重，甚则彻夜不眠等。

（3）肌肉萎缩为主期

多由于上述两期迁延所致。由于久病气血亏虚，阴阳俱损；或因麻木而肢体活动长期受限，血行缓慢，脉络瘀滞，肢体、肌肉、筋脉失于充养，则肌肉日渐萎缩、肢体软弱无力。常伴有不同程度的麻木、疼痛等表现。

（4）与糖尿病并存期

由于糖尿病周围神经病变常与糖尿病微血管病变、大血管病变互为因果，因此，糖尿病周围神经病变后期往往与糖尿病同时存在。一旦病至此期，则病情更为复杂，治疗当与糖尿病的治疗互参互用，择优而治。

3.病位、病性

糖尿病周围神经病变病位主要在肢体络脉，以气虚、阴虚或气阴两虚为本；或由此导致肢体络脉失荣而表现为以虚为主的证候；或由此导致的脏腑代谢紊乱产生的瘀血、痰浊等病理产物相互交阻，留滞于络脉，表现为本虚标实之候。但无论是以虚为主或本虚标实，血瘀均贯穿糖尿病周围神经病变的始终。

三、诊断

1.临床表现

（1）症状

肢体常见对称性疼痛或（和）感觉异常。呈刺痛、灼痛、钻凿痛，位于深处，似在骨髓深部，或剧痛如截肢，或痛觉过敏，不得覆被，每次于夜间就寝后数小时疼痛加重，白天或行走后会减轻；感觉异常，有麻木、蚁走、虫爬、发热、触电样等感觉，往往从远端脚趾上行可达膝以上，分布如袜套或手套样，感觉常减退。当运动神经累及时，肌力常有不同程度的减退，晚期有营养不良性肌萎缩，也可伴发神经关节病或夏科关节病及腱反射障碍。

（2）体征

四肢远端手套、袜套样痛觉、温度觉减退、跟腱反射、膝反射常减弱或消失；上肢肌腱反射消失多见；震动觉、位置觉消失或减低，尤以深感觉减退较明显。另有皮肤菲薄、干燥、脱屑，指趾甲增厚失去光泽等。

2.理化检查

实验室检查包括物理学检查、感觉定量试验（QST）和神经传导速度（NCS）。

（1）腱反射及震动觉的检查

糖尿病周围神经病变的患者早期出现腱反射，尤其是下肢远端反射（踝反射）的消失。国外提倡将这两项检查作为检测指标，但正常老年人也可以出现对称性下肢远端震动觉的消失，缺乏特异性。

（2）S-M单丝触觉试验

用S-M单丝轻触其皮肤并使其弯曲，则皮肤表面所承受的压力为10g。检查时在患者双足背皮肤无甲处各触碰4次，记录未能感知的次数，≥5次者很可能患有糖尿病周围神经病变。

（3）神经传导速度

感觉神经传导速度减慢最为敏感，下肢重于上肢，远端重于近端。运动神经传导速度减慢出现较晚，诊断意义较大。

（4）其他体感

诱发电位的改变可以反应轴突、Schwann细胞受损情况，以及中枢传导径路上的损害，是检测周围神经病变的一项敏感指标。

3.诊断标准

糖尿病周围神经病变的确诊需结合病史、体检和电生理学检查资料，除病史和临床表现外，物理学检查、QST和NCS中至少两项异常，才能确诊。主要诊断依据包括：

①有糖尿病病史或诊断糖尿病的证据。

②出现感觉、运动神经病变的临床表现。

③神经电生理检查的异常改变。

为了给临床治疗和随访提供定量判断的依据，近年来国外学者先后提出多个评分系统，较为简便和广泛使用的是Toronto临床评分系统。

4.鉴别诊断

应与其他原因引起的多发性神经炎相鉴别。

（1）中毒性末梢神经炎

常有药物中毒或农药接触史，疼痛症状较突出。

（2）感染性多发性神经根神经炎

常呈急性或亚急性起病，病前多有呼吸道或肠道感染史，表现为四肢对称性弛缓性瘫痪，运动障碍重，感觉障碍轻，1~2周后有明显的肌萎缩。脑脊液蛋白定量增高，细胞数正常或增高。

（3）结节性多动脉炎

病变累及四肢者，肢端疼痛，可伴其他器官损害症状，常见为发热、皮疹、肌肉和关节疼痛、肾小球肾炎等，皮肤和肌肉活检可明确诊断。

（4）脊髓空洞症

发病缓慢，有分离性感觉障碍、手部萎缩麻痹与营养障碍，以及下肢的锥体束征。

四、治疗

1.基础治疗

气虚血瘀者宜常食黄豆、扁豆、鸡肉、泥鳅、香菇、绞股蓝；气虚血瘀夹湿者宜食薏苡仁；肝肾亏虚者宜常食瘦猪肉、鸭肉、龟肉、荸荠；阳虚血瘀者宜常食牛肉、鳝鱼、韭菜、芫荽、蜂胶；痰瘀互结者宜常食银耳、木耳、洋葱、花椰菜、海藻、海带、紫菜、萝卜、金橘。亦可针对患者病情选用食疗方剂，如气虚血瘀者可选用参苓山药二米粥（党参、茯苓、山药、粟米、大米）；阴虚血瘀者可选用黄杞炖鳖汤（黄芪、枸杞子、鳖肉）；阳虚血瘀者可选用姜附炖狗肉汤（熟附片、生姜、狗肉）；肝肾亏虚，肌肉萎缩者可选牛髓二山排骨汤（牛骨髓、山茱萸、山药、猪排骨）或当归生姜羊肉汤（当归、生姜、羊肉）。

糖尿病周围神经病变患者的活动内容很多，需要注意的是活动要在饭后进行，运动量适度、因人而异、循序渐进、持之以恒，注意选择舒适透气的鞋子，选择在平坦的路面活动。

2.辨证论治

糖尿病周围神经病变以凉、麻、痛、痿四大主症为临床特点。其主要病机是以气虚、阴虚、阳虚失充为本，以瘀血、痰浊阻络为标，血瘀贯穿于糖尿病周围神经病变的始终。临证当首辨其虚实，虚当辨气虚、阴虚、阳虚之所在；实当辨瘀与痰之所别，但总以虚中夹实最为多见。治疗当在辨证施治、遣方择药前提下，酌情选加化瘀通络之品，取其"以通为补""以通为助"之义。本病除口服、注射等常规的方法外，可灵活选用熏、洗、灸、针刺、推拿等外治法，内外同治，可提高疗效，缩短疗程。

（1）气虚血瘀证

症状：手足麻木，如有蚁行，肢末时痛，多呈刺痛，下肢为主，入夜痛甚，少气懒言，神疲倦怠，腰腿酸软，或面色白，自汗畏风，易于感冒，舌质淡紫，或有紫斑，苔薄白，脉沉涩。

治法：补气活血，化瘀通痹。

主方：补阳还五汤（《医林改错》）加减（生黄芪、当归尾、川芎、赤芍、桃仁、红花、地龙）。

加减：病变以上肢为主加桑枝、桂枝尖，以下肢为主加川牛膝、木瓜。若四末冷痛，得温痛减，遇寒痛增，下肢为著，入夜更甚，可选用当归四逆汤（《伤寒论》）合黄芪桂枝五物汤（《金匮要略》）化裁。

（2）阴虚血瘀证

症状：腿足挛急，酸胀疼痛，肢体麻木，或小腿抽搐，夜间为甚，五心烦热，失眠多梦，腰膝酸软，头晕耳鸣，口干少饮，多有便秘，舌质嫩红或暗红，苔花剥少津，脉细数或细涩。

治法：滋阴活血，柔肝（筋）缓急。

主方：芍药甘草汤（《伤寒论》）合四物汤（《太平惠民和剂局方》）加减（白芍、甘草、地黄、当归、川芎、木瓜、牛膝、炒枳壳）。

加减：腿足挛急、时发抽搐，加全蝎、蜈蚣；五心烦热加地骨皮、胡黄连。

（3）痰瘀阻络证

症状：麻木不止，常有定处，足如踩棉，肢体困倦，头重如裹，昏蒙不清，体多肥胖，口黏乏味，胸闷纳呆，腹胀不适，大便黏滞，舌质紫暗，舌体胖大有齿痕，苔白厚腻，脉沉滑或沉涩。

治法：祛痰化瘀，宣痹通络。

主方：指迷茯苓丸（《证治准绳》）合黄芪桂枝五物汤（《金匮要略》）加减（茯苓、姜半夏、枳壳、黄芪、桂枝、白芍、苍术、川芎、生甘草、薏苡仁）。

加减：胸闷呕恶，口黏加藿香、佩兰，枳壳易枳实；肢体麻木如蚁行较重者加独活、防风、僵蚕；疼痛部位固定不移加白附子、白芥子。

（4）肝肾亏虚证

症状：肢体痿软无力，肌肉萎缩，甚者痿废不用，腰膝酸软，骨松齿摇，头晕耳鸣，舌质淡，少苔或无苔，脉沉细无力。

治法：滋补肝肾，填髓充肉。

主方：壮骨丸（《丹溪心法》）加减（龟板、黄柏、知母、熟地黄、白芍、锁阳、虎骨（用狗骨或牛骨代替）、牛膝、当归）。

加减：肾精不足明显加牛骨髓、菟丝子；阴虚明显加枸杞子、女贞子。

3.其他疗法

（1）中成药

血府逐瘀胶囊，用于瘀血内阻，头痛或胸痛等。筋骨痛消丸，用于血瘀寒凝型膝关节骨质增生引起的膝关节疼痛、肿胀、活动受限等。

（2）针灸

①体针

气虚血瘀证：取穴以气海、血海、足三里为主穴，可配合三阴交、曲池、内关。手法：施捻转平丰卜平泻法。

阴虚血瘀证：取穴以肝俞、肾俞、足三里为主穴，可配合三阴交、太溪、曲池、合谷。手法：施捻转平补平泻法。

阳虚血瘀证：取穴以肾俞、命门、腰阳关、关元为主穴，可配合环跳、阳陵泉、绝骨、照海、足临泣。手法：施捻转平补平泻，出针后加灸。

痰瘀阻络证：取穴以胃俞、曲池、脾俞、足三里为主穴，可配合三焦俞、三阴交、丰隆、解溪、太冲。手法：施捻转平补平泻，出针后加灸。

②梅花针

取穴以脊柱两侧为主，病变在上肢加刺臂内、外侧，手掌、手背及指端点刺放血。病变在下肢加刺小腿内外侧、足背，以及足趾端点刺放血。手法：中度或重度刺激。

③粗针

取穴为神道透至阳、命门透阳关、中府、足三里、手三里、合谷、环跳、绝骨。手法：神道透至阳，命门透阳关用直径0.8mm粗针，留针2h，余穴强刺激不留针。

④耳针

取穴为肝、脾、肾、臀、坐骨神经、膝、神门、交感。每次选2~3穴。手法：中强刺激，留针15~30min。

⑤电针

取穴为髀关透伏兔、风市透中渎、风市透伏兔、阳陵泉。手法：用26号长针从髀关斜向伏兔穴，进针3~4寸；从风市斜向中渎穴，进针3~4寸；从风市斜向伏兔穴进针3~4寸，阳陵泉直刺；并接上脉冲电流，选用疏密波，电流温度以患者能忍受为止，通电15~20min。

（3）按摩

①肢麻痛

拿肩井肌、揉捏臂臑、手三里、合谷部肌筋，点肩髃、曲池等穴，搓揉肩肌来回数遍。

②下肢麻痛

拿阴廉、承山、昆仑肌筋，揉捏伏兔、承扶、殷门部肌筋，点腰阳关、环跳、足三里、委中、承山、解溪、三阴交、涌泉等穴，搓揉腓肠肌数十遍，手劲刚柔相济，以深透为度。

（4）药物外治

糖痛外洗方：透骨草、桂枝、川椒、艾叶、木瓜、苏木、红花、赤芍、白芷、川芎、川乌、草乌、生麻黄。搪瓷盆中，加水5000ml浸泡30~60min，文火煮沸后，再煮30min，离火后先熏手足，待药液温度降至38℃~42℃时，再将手足入药液中浸泡30min。

4.西医治疗原则

（1）一般治疗

严格控制血糖并保持血糖稳定是预防和治疗糖尿病周围神经病变的基石。糖尿病神经病变的治疗首先是积极控制血糖，酌情合理选用口服降糖药及胰岛素，使血糖控制在正常或接近正常。同时，需要配合降压、调脂的药物辅助治疗。

（2）常规治疗

①神经营养药物：甲基维生素B12、神经生长因子。

②改善神经微循环药物：前列腺素E2脂质体等。

③抗氧化药物：α-硫辛酸。

④其他药物：醛糖还原酶抑制剂、抗变态反应药物等。

（3）对症治疗

主要是针对疼痛的治疗。

①抗抑郁治疗：阿米替林。

②抗惊厥药物：加巴喷定、卡马西平。

③麻醉性镇痛药物：常见有曲马多、可待因、羟考酮、美沙酮等，一般在非鸦片类药物治疗失败后才考虑应用鸦片类药物或临时应用于间断性剧烈疼痛的糖尿病周围神经病变者。

（4）局部止痛治疗

辣椒辣素外用。其他的还有硝酸异山梨酯喷雾剂、三硝酸甘油贴膜剂、5%利多卡因贴片均可缓解局部疼痛。

中医辨证论治糖尿病肾病Ⅲ期患者伴微量蛋白尿升高医案1则
——肾阴阳两虚证

一、病史资料

1.一般信息

张某，男，78岁，2022年3月15日初诊。

2.病史

主诉：发现血糖升高10年。

现病史：患者家属代诉10年前体检时发现血糖升高，当时未见明显口干、口渴、多饮、多尿等症状。就诊于当地医院，测空腹血糖为8mmol/L，予饮食及运动控制，未给予降糖药物。7年前，患者出现口干、口渴等症状，就诊于当地医院，测空腹血糖为12mmol/L，餐后血糖最高可达20mmol/L，给予格列喹酮片，每次30mg，口服，每日3次，盐酸二甲双胍缓释片，每次1g，口服，每日2次，近期血糖控制不佳，于一周前家用达格列进1片口服，每日1次，空腹血糖可达14mmol/L。刻下症见：患者神清、精神一般，口干口渴，喜饮，时有头晕乏力、视物模糊、记忆力差、双足皮肤凉，双足第一足趾麻木，食纳可，眠差，夜尿2~3次，量少，大便干结，2~3d/次。

既往史：阿尔茨海默病3年，口服"美金刚片1片，每日1次"；高血压病史4年，BPmax：182/98mmHg，服用"缬沙坦80mg，每日1次"降压治疗，血压控制不佳。余无特殊。

个人史：无特殊。

过敏史：否认食物及药物过敏史。

婚育史：适龄婚育，育2子2女。

家族史：无特殊。

3.体格检查

T：36.2℃，R：20次/min，BP：118/71mmHg，P：85次/min。一般情况：患者神

清，面色如常，正常面容，双眼睑无浮肿；神志清晰，思维正常；问答不切题，不能详细叙述病情症状，近期记忆力减退。心前区未闻及病理性杂音；腹平软，紧张度正常，无胃肠型蠕波动，无压痛、反跳痛，肝脾肋下未及，肝脾肾区无叩击痛，墨菲征阴性，肠鸣音正常，双足第一足趾感觉减退，四肢肌力及肌张力正常，生理反射存在，病理反射未引出。

二、辅助检查

空腹血糖14.6mmol/L，糖化血红蛋白9.9%。尿常规：葡萄糖4+，尿蛋白（-）。尿肾功：尿mAlb：47mg/L。β2-MG，TPU无异常。

震动感觉阈值（VPT）检查：足部感觉神经，提示双脚第一足趾感觉均缺失。ABI检测报告单提示双侧上肢血压未见异常，左侧下肢动脉中层钙化，右侧下肢ABI未见异常。

三、中西医诊断与诊断依据

1中医诊断（包括病名以及证候诊断）

主病主证：下消　阴阳两虚证

2.西医诊断（临床诊断或病理诊断）

①2型糖尿病肾病Ⅲ期；②2型糖尿病伴血糖控制不佳；③2型糖尿病远端对称性周围神经病；④高血压3级（极高危）。

四、干预措施

1治疗方案

西药治疗：降糖药物：格列喹酮片30mg po tid、盐酸二甲双胍缓释片1 g po bid、达格列净片10mg po qd；降压药物：缬沙坦80mg po qd。

中医药治疗：结合患者病史及四诊资料，辨病辨证明确，主病主证为下消-阴阳两虚证，以温肾滋阴，通利化浊，填精益智为治法，选方以葛桑化浊方加减，葛根15g，桑叶15g，天花粉15g，麸炒山药15g，炒鸡内金15g，黄连10g，醋香附10g，黄芪15g，知母10g，白茅根15g，土茯苓30g，仙鹤草30g，草薢30g，盐益智仁15g。共6剂，水煎服，每日1剂，早晚各1次分服。

2医生嘱托

低盐低脂糖尿病饮食，每日7次血糖监测。

五、疾病转归

2022年3月22日二诊，患者遵医嘱服上方6剂，口干口渴、双足冰冷较前好转，头晕乏力减轻，双足趾麻木未减轻，夜尿频次减少，1~2次，大便略干，每日1次，纳可，眠欠安。舌淡边有齿痕，苔白腻，舌下脉络瘀滞，脉弦滑。查空腹血糖11.7mmol/L。证属阳虚血瘀症，治以温肾通络、活血化瘀，处方继以葛桑化浊汤加减：去天花粉，加泽兰10g，丹参15g，12剂，水煎服，每日1剂，早晚分服。

2022年4月3日三诊，口干口渴减轻，双足趾麻木减轻，视物模糊减轻，大便基本正常，夜尿频次减少，每晚1次。近1周夜寐欠佳。空腹血糖9.7mmol/L，尿mAlb：23mg/L。证属阴阳俱虚证，治以温肾助阳，养阴化浊，二诊方去仙鹤草，减草薢15g，加合欢皮10g，首乌藤10g。12剂，水煎服，每日1剂，早晚分服。

2022年4月20日四诊，乏力、口干口渴明显好转，双足趾麻木减轻，视物模糊减轻，二便正常，眠可。空腹血糖7.4mmol/L，尿mAlb：4mg/L。继服三诊方，12剂，水煎服，每日1剂，早晚分服。

临证体会

患者初诊时以乏力、口干口渴，尿微量白蛋白升高为主，故以葛桑化浊汤温肾滋阴，通利化浊，填精益智，以葛根、桑叶为君合用，化浊降糖；患者乏力、大便干，为阴虚便秘，以黄芪、知母以益气滋阴通便；天花粉生津止渴，配伍既助葛根以降糖，又助葛根生津止渴，现代药理研究表明，天花粉、黄连均有降糖作用；山药、鸡内金以健运脾胃，养先天；故用知母、黄柏，取知柏地黄丸之意，以滋补肝肾。草薢+益智仁，分利固涩，祛湿泻浊，配仙鹤草与白茅根加强化浊之功，《本草经集注》曰："白茅根，味甘……下五淋，利小便，"土茯苓、白茅根与仙鹤草均有抗菌的作用。全方加香附以调理气机，促进胃肠运动，使诸药运化以达病所。二诊时口干口渴减轻，而足趾麻木未明显减轻，舌淡边有齿痕，苔白腻，舌下脉络瘀滞，脉弦滑，说明血络仍瘀滞，故加重活血通络之力，用泽兰、丹参以通经活络，改善微循环，缓解周围神经病变。三诊诸症皆有好转，而夜寐不安，故加合欢皮、首乌藤养心安神，安和五脏。针对本病治疗，主以温肾化浊，通络活血为原则。在糖尿病肾病分期的Ⅰ~Ⅲ期内肾脏损害是可逆的，若采取及时合理有效的治疗方案，持续性微量蛋白尿可以消失。因此，结合中医学传统"治未病"观念，在出现尿蛋白阳性之前，做好血糖管理及血压控制，健康的生活及饮食习惯，定期监测尿mAlb及β2-MG的变化，保护肾功能。遵循未病先防与既病防变及早发现等适当的措施。对于已是DN患者，依"既病防变"观念，再定期监测尿mAlb及β2-MG等肾功能指标，配合积极有效地治疗，控制疾病的进展。

中医辨证论治消渴医案1则
——阳虚湿阻证

一、病史资料

1.一般信息

患者金某，男，70岁，2021年2月6日就诊。

2.病史

主诉：2型糖尿病20余年。四肢、后背发凉，后背尤甚；睡眠障碍，服用安定效果欠佳，易出汗。舌质红紫，苔薄白，脉沉细数。

舌象：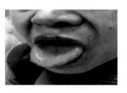

二、中医诊断与治疗

辨病：消渴。

辨证：阳虚湿阻证。

治法：温阳化湿，调和营卫。

方药：四逆散合二仙汤加减。

处方如下：

当归15g	柴胡10g	枳壳20g	白芍10g
炙甘草10g	细辛5g	干姜15g	茯苓15g
桂枝10g	白术15g	酸枣仁45g	仙茅10g
淫羊藿15g	巴戟天10g	知母10g	黄柏10g

7剂，水煎两次分服，每日1剂。

三、疾病转归

2021年2月26日二诊。主诉躯干、肢体仍冰凉，动则汗出，睡眠差，舌体胖大，边有齿痕，舌质淡，苔白。左沉细无力，右沉数。

舌象：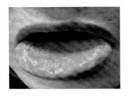

调方如下：

桂枝 15g	白芍 15g	生姜 10g	大枣 10g
甘草 10g	附子 10g（先煎）干姜 15g		黄芩 10g
黄连 10g	葛根 15g		

7 剂，水煎两次分服，每日 1 剂。

2021 年 3 月 6 日三诊，患者诉较上次汗出减少，躯干、肢体发凉较前减轻，睡眠仍差，舌边尖红，苔薄黄，左脉沉细，右沉而无力。

舌象：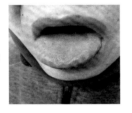

调方如下：

桂枝 15g	白芍 15g	生姜 10g	大枣 10g
干姜 20g	附子 15g（先煎）炙甘草 10g		竹叶 10g
灯心草 10g	通草 10g		

7 剂，水煎两次分服，每日 1 剂。

临证体会

太阴脾为后天之本，在正常的生理功能下能"脾气散精，上归于肺"，主运化，升清降浊，为精微化生与输布之枢纽，李东垣指出，脾胃不足的本质原因是因为脾阳不足，阳虚是气虚的进一步发展。《临证指南医案》和《四圣心源》中都指出太阴脾土，脾阳易衰，寒湿易盛，只有脾阳充足，才能运化有功，即"得阳而始运"。《名医方论》指出："阳之动，始于温，温气得而谷精运。"脾阳虚衰，阴寒自生，水湿停聚，湿阻气滞，故肢体、躯干冰凉。阴寒内生，阳虚不能固表，故动则汗出。阳不入阴，故睡眠障碍。治疗宜温通脾阳，使用桂枝加附子汤，温中祛寒，扶阳抑阴。阳虚邪气内生，易感外邪，温阳是治疗之本，阳气复气机畅，水道通则水湿自去。因此患者在治疗方面采取健脾益气作为治疗基础。脾胃运化功能正常，气血充足，阴阳调和，故疾病则愈。宋郁征等认为消渴病，脾虚为其病理基础，兼夹湿、热、痰、瘀，临床分型有脾虚湿阻型、肝郁化火型、阴虚燥热型。治疗以健脾益气为基础，同时配伍健脾化湿、益气清热、化痰通络等法，可取得满意的临床疗效。

中医辨证论治消渴医案1则
——脾虚湿困证

一、病史资料

1.一般信息

患者晏某，女，74岁，于2023年1月8日初诊。

2.病史

患者因"血糖升高3余年，伴头痛1周"来甘肃省中医院内分泌科就诊。刻下症见：间断头痛头晕，自行口服后稍缓解，腰困、疲乏无力，双眼干涩，食纳差，夜寐差，入睡困难，大便稀，2~3次/d，小便正常。舌淡红，苔白厚，脉细。既往高血压病史：血压136/50mmHg，规律口服降压药，具体药物及剂量不详。

二、中医诊断与治疗

诊断：消渴。

证型：脾虚湿困证。

治法：益气养阴。

方药：参苓白术散加减。

药物组成：

黑顺片10g（先煎）	干姜10g	炙甘草6g	吴茱萸6g
党参20g	麸炒白术15g	茯苓15g	当归10g
白扁豆15g	莲子10g	黄芪30g	山药30g

上方7剂，每日2次，一次1剂，早晚饭后冲服。

三、疾病转归

2023年1月29日二诊，患者诉头晕头痛较前稍减轻，双眼干涩稍好转，仍感疲心、腰困、食纳一般，夜寐差，入睡困难，大便稀，2~3次/d，小便正常，舌淡红，苔白，脉细。

舌象：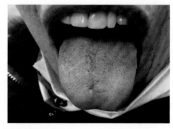

调方如下：

黑顺片10g（先煎）	干姜10g	炙甘草6g	吴茱萸6g
党参20g	麸炒白术15g	茯苓15g	当归10g
白扁豆15g	莲子10g	黄芪30g	山药30g
藿香10g	木香10g	炙淫羊藿15g	

12剂，每日2次，一次1剂，早晚饭后冲服。

临证体会

《丹台玉案·三消》说："唯肾水一虚，则无以制余，火旺不能扑灭，煎熬脏腑，火因水竭而愈烈，水因火烈而益干，阳盛阴衰构成此证，而三消之患始终矣。"本案患者因老年肾精亏损，虚火上乘，而出现上述症状，故予滋阴益气。本病病位在肾，以肾阴虚为主，老年患者多阴阳失调，故方中滋阴补阳并用，以治其本。选用参苓白术散加减，上方中吴茱萸助阳散寒，白扁豆、莲子、山药、黄芪益气补肾，当归补血活血。二诊时患者症状好转，加用淫羊藿补肾壮阳。且《小品方·治渴利诸方》记载："消渴者，原其发动，此则肾虚所致。"说明消渴发病与肾虚有关，肾主水液，肾阴为阴液之本，当阴津损耗过度，肾气无法固摄水谷精微物质就发生消渴。因此结合上述病例，在临床老年消渴患者更应注重肾阴滋补固护。

中医辨证论治消渴医案1则
——脾虚湿阻证

一、病史资料

1.一般信息

患者张某，男，64岁，因"血糖升高5月"来甘肃省中医院内分泌科门诊就诊，2023年2月5日初诊。

2.病史

测空腹血糖：6.83mmol/L，糖化血红蛋白：6.3%；尿常规：尿糖（3+），尿微量白蛋白33mg/L。刻下症见：面色黄，口干、口渴，近半年体重减轻9kg，双上肢麻木，四肢乏力，小便增多，大便较稀，食欲一般，睡眠差。舌质淡，舌尖红，苔白腻，脉沉缓。

舌象：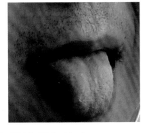

二、中医诊断与治疗

诊断：消渴（中消）。

证型：脾虚湿阻证。

治法：益气养阴、健脾止泻。

方药：七味白术散加减。

白术15g	党参30g	茯苓20g	甘草10g
藿香10g	木香10g	葛根30g	桑叶30g
桑枝30g	蜜桑白皮15g	砂仁10g（后下）	

15剂，每日2次，一次1剂，早晚饭后水冲服。

2023年2月17日二诊，患者口干、口渴较前缓解，仍有乏力，自诉睡眠不佳，食纳一般，大便正常，小便色黄，次频，舌尖红，苔白，脉沉缓。

调方如下：

白术15g	党参30g	茯苓20g	甘草10g
藿香10g	木香10g	葛根30g	桑叶30g
桑枝30g	蜜桑白皮15g	炒酸枣仁20g	丹参15g
干姜10g			

15剂，每日2次，一次1剂，早晚饭后水冲服。

2023年3月5日三诊，患者口干、口渴、小便增多症状较前改善，经治疗，疲乏无力明显缓解，自诉睡眠一般，易惊醒，大便偏干，舌淡红，苔白，脉沉缓。

舌象：

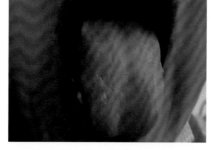

辅助检查：自行监测空腹血糖波动在6mmol/L，甘肃省中医院行尿常规检查示：尿微量白蛋白6mg/L。患者症状基本改善，面色红润，疲乏缓解，口渴改善，故予以六味地黄汤巩固疗效，以滋阴补肾，方剂调整如下：

山药30g	山萸肉30g	熟地黄30g	牡丹皮10g
泽泻10g	茯苓10g	丹参15g	知母10g
黄柏10g	干姜6g		

6剂，免煎颗粒，水冲服，每日2次，早晚饭后各1剂。

经中医治疗，患者于2023年3月19日复诊，口干、口渴、乏力情况基本好转，自行监测空腹血糖在5~6mmol/L，餐后血糖波动在7~8mmol/L。目前血糖控制尚可，血糖较平稳，无口渴、口干、疲乏无力、小便黄，舌淡红，苔薄白，脉和缓。

临证体会

患者血糖升高，体型消瘦，口干、口渴、四肢乏力，双上肢麻木，小便增多，属中医"消渴"范畴。素体脾虚，脾失健运，阴亏液耗，津不上承，故口渴；脾主四肢，脾虚无以汝养四肢，故乏力。方用七味白术散加减，以益气养阴、健脾止泻。方中以四君子汤为基础方，加药而成七味白术散，方以补益健脾，养阴；白术、党参健脾益气，且党参养血生津；茯苓健脾渗湿、藿香化湿和中，二药相伍固护脾胃而祛湿；砂仁温脾化湿，与其相应；加之木香增强健脾行气之功；葛根生津止渴；桑叶、桑白皮、桑枝味甘而不苦燥伤阴，虽性寒而不至伤阳，药性和缓，共用而清肺润燥，同时，桑枝疏利关节，缓解患者上肢麻木不适感。二诊，患者二诊诉睡眠不佳，故在前方基础上去砂仁，加炒酸枣仁20g养心安神，丹参15g凉血活血，干姜10g温中散寒。三诊患者症状基本改善，面色红润，疲乏缓解，口渴改善，故予以六味地黄汤巩固疗效，以滋阴补肾。方中熟地黄、山药、山萸肉滋补肝脾肾三脏，为"三补"，泽泻、茯苓配合利湿泄浊，加丹皮清泄虚热，是为"三泄"。知母、黄柏清热泻火，丹参凉血活血，干姜温中散寒，调和诸药之寒凉，寒热并用而滋阴补肾，病乃愈。

中医辨证论治消渴医案 1 则
——阳虚血瘀证

一、病史资料

1.一般信息

患者栾某某，男，46岁，体重下降两个月，血糖升高1天，于2023年1月24日初诊。

2.病史

患者2月前外感后胃口减退、体重开始下降，两个月体重下降约15kg，昨日自测晚餐后血糖27mmol/L，今晨测空腹血糖18mmol/L，患者神志清，精神差，食纳差，夜寐一般，盗汗，二便正常。舌体胖大，质暗淡，边有齿痕，苔黄腻，脉沉。

舌象：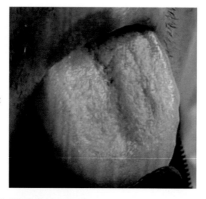

二、中医诊断与治疗

诊断：消渴（中消）。

证型：阳虚血瘀证。

治法：健脾温阳，活血化瘀。

方药：藿香厚朴汤加减。

藿香10g	厚朴15g	法半夏10g	茯苓20g
干姜10g	白术15g	甘草6g	桑叶30g
桑白皮30g	丹参15g	薏苡仁30g	

共10剂，每日1剂，水煎两次分服。

二、疾病转归

2023年2月19日二诊，两个月来体重下降15kg，血糖升高，现餐后7~8mmol/L，空腹血糖5~6mmol/L，口服阿卡波糖片，午餐时服用，注射用德古门冬双胰岛素注射液，早22U，晚14U，现盗汗、视物模糊、入睡困难，小便黄，舌质紫红，舌体胖大有齿痕，苔黄腻，脉沉数。

舌象：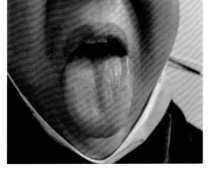

方药：三仁汤加减。

草寇仁10g	苦杏仁15g	薏苡仁30g	小通草5g
淡竹叶10g	滑石10g	半夏15g	川芎10g
制远志15g	陈皮15g	茯神40g	竹茹15g
枳实20g	干姜10g	麸炒苍术15g	珍珠母30g（先煎）

共10剂，每日1剂，水煎分服。

临证体会

因患者既往嗜食肥甘厚腻，导致脾胃亏损，胃主腐熟水谷，脾主运化，为胃行其津液。《素问·奇病论》云："此肥美之所发也，此人必数食甘美而多肥也，肥者令人内热，甘者令人中满，故其气上溢，转为消渴。"患者脾胃升降失调，津液代谢紊乱，脾不升精，精气外漏，故出现体重下降；浊气不降，积于脉内，故血糖升高。脾胃损伤可致运化失职，积热内蕴，化燥伤津，消谷耗液，阴阳互根，日久则阴损及阳，阴阳俱虚；病久入络，则血脉瘀滞。故初期则健脾温阳，活血化瘀，予以藿香厚朴汤加减，藿香厚朴汤出自《圣济总录》卷四十五，藿香化湿醒脾、和胃止呕；半夏燥湿化痰、和胃降逆止呕；厚朴燥湿和中，行气除满，三药合用芳香化浊，宣通气机，运脾行气，燥湿利水。茯苓、白术、干姜、甘草以健脾利水、温阳化饮，丹参以活血化瘀，宁心安神，桑白皮辛散苦降，泻肺平喘，利水消肿；桑叶轻清疏散，清热去风，清肺止咳，二药伍用，一宣一降，宣降合法，通调水道。

　　二诊患者血糖水平控制良好，出汗较前缓解，小便黄，舌质紫红，舌体胖大有齿痕，苔黄腻，脉沉数为湿热困脾之证，予以加减三仁汤以宣畅气机、清利湿热兼以安神，方中杏仁降气，气行则湿化；白蔻仁芳香化湿，行气宽中，畅中焦之脾气；薏苡仁甘淡性凉，渗湿利水而健脾，使湿热从下焦而去。三仁合用，三焦分消，滑石、通草、淡竹叶甘寒淡渗，加强利湿清热之功，半夏、陈皮行气化湿，苍术燥湿健脾，干姜温肺化饮，枳实、竹茹降气除痰，宁神开郁，合而清通开郁，畅中焦枢机而运清降浊。远志、茯神、珍珠母益智安神。综观全方，体现了宣上、畅中、渗下，三焦分消的配伍特点，气畅湿行，三焦通畅，诸症自除。

中医辨证论治消渴医案1则
——气阴亏虚证

一、病史资料

1.一般信息

买某某，男，46岁，2021年11月30日，立冬前4d。

2.病史

主诉：口干、口渴伴小便频数1月余。

现病史：患者自诉1月前无明显诱因出现口渴多饮伴小便频数，于1周前就诊于甘肃省中医院泌尿外科。辅助检查回报：2021-11-22尿常规化学分析（尿液）：酮体（SG）+mmol/L异常、葡萄糖（GL）2+mmol/L异常。2021-11-22泌尿系彩超示：双肾局限性积水。未给予相关治疗，近2d上述症状加重，现为求进一步诊治，故就诊于内分泌科门诊，门诊以"2型糖尿病性酮症"收住入院。刻下症见：患者神清，精神尚可，乏力，口干口渴，多饮多尿、消瘦伴视物模糊，随机血糖为24.2mmol/L。无头晕。

个人史及过敏史：健康情况一般。患高血压，否认传染病史，否认预防接种史，2011年于外院行"胃息肉切除术"，否认输血史。自诉青霉素过敏史。

婚育史：已婚，适龄婚育，育2子，配偶及子体健。

家族史：父亲患有高血压。

3.体格检查

T：36.1℃，P：72次/min，R：18次/min，BP：151/94mmHg。一般情况：患者无头晕，无一过性黑矇，无心慌气短，无恶心呕吐，无腹痛及腹胀，无双下肢水肿，食纳可，夜寐可，大便干，小便频数，每晚夜尿5次，近1个月体重减轻了5kg，舌红，苔黄少津，脉沉数。

4.专科情况

发育正常，营养一般，甲状腺未触及肿大及结节，压痛（-）听诊无血管杂音，四肢肌肉无萎缩，肌张力正常，肌力正常，双下肢无水肿，无皮损，直腿抬高试验（-），身高170cm，体重80kg，BMI：27.68。测得随机血糖：24.2mmol/L。

二、辅助检查

2021-11-22尿常规化学分析（尿液）：酮体（SG）+mmol/L异常、葡萄糖（GL）2+mmol/L异常。2021-11-22泌尿系彩超示：双肾局限性积水。2021-12-02尿微量白蛋白（随机尿）（尿液）：尿微量白蛋白（MAL）132mg/L↑。2021-12-02尿微量白蛋白（24h）（24h尿）：尿蛋白定量（TPU）0.240g/L↑、24h尿蛋白总量（U-TP）0.36g/24h↑、24h尿总量（24h-U）1.5L、尿微量白蛋白（MAL）136mg/L↑、24h尿微量白蛋白总量（mAL）204mg/24h↑。2021-12-02尿蛋白定量（24h）（24h尿）：尿蛋白定量（TPU）0.240g/L↑、24h尿蛋白总量（U-TP）0.36g/24h↑、24h尿总量（24h-U）1.5L、尿微量白蛋白（MAL）136mg/L↑、24h尿微量白蛋白总量（MAL）204mg/24h↑。2021-12-02彩超检查（颈部血管）：诊断意见：双侧颈动脉内中膜增厚并左侧斑块形成。

三、中西医诊断与诊断依据

1.中医诊断（包括病名以及证候诊断）

主病主证：消渴　气阴亏虚证。

2.西医诊断（临床诊断或病理诊断）

①2型糖尿病性酮症；②颈动脉斑块。

四、干预措施

1.治疗方案

2021年11月30日，西医治疗外，患者中医诊断以下消　气阴两虚证为主病主证明确，综合其他症状及患者体质、当地气候等因素，选用方剂白虎加参汤合玉液汤加减；治法：益气养阴，清热生津，具体处方如下：

黄芪 30 g	太子参 10 g	石膏 30 g	知母 10 g
山药 15 g	天花粉 15 g	石斛 10 g	黄芩片（黄芩） 10 g
黄连 15 g	炒鸡内金 10 g	葛根 30 g	生地黄 20 g

中药4剂，每天1剂，煎药机煎药200ml，中药口服。

2.医生嘱咐

糖尿病饮食，按时服药，避风寒，忌辛辣刺激、肥甘厚腻、生冷寒凉之品，调畅情志。

五、疗效转归

2021年12月3日二诊查房，患者神清，精神尚可，食纳尚可，夜寐可，口干口渴好转，大便干燥，小便频繁，舌质红，苔黄，脉沉数。昨日监测血糖：最高午餐后：23.8mmol/L，最低血糖：睡前5.7mmol/L。继续予中药汤剂以益气养阴清热，中药处方如下：

黄芪 30 g	太子参 10 g	石膏 30 g	知母 10 g
山药 15 g	天花粉 15 g	石斛 10 g	黄芩片（黄芩）10 g
黄连 15 g	炒鸡内金 10 g	葛根 30 g	生地黄 20 g

中药3剂，每天1剂，煎药机煎药200ml，分两次口服。

2021年12月9日三诊查房，患者神清，精神可，食纳可，夜寐可，小便量多好转，大便干燥，便秘，舌质红，苔淡黄，脉沉。昨日监测血糖：最高早餐后12.3mmol/L，最低血糖：睡前5.8mmol/L。治疗予中药汤剂以益气养阴，轻下热结，具体处方如下：

黄芪 30 g	太子参 10 g	浙贝母 30 g	知母 10 g
山药 15 g	天花粉 15 g	绵萆薢 30 g	黄芩片（黄芩）10 g
黄连 15 g	炒鸡内金 10 g	葛根 30 g	生地黄 20 g
麸炒枳实 30 g	厚朴 20 g	酒大黄 3 g	

中药4剂，每天1剂，煎药机煎药200ml，中药口服。患者现血糖控制较为平稳，治疗方案有效。

临证体会

患者为中年男性，以口渴、多饮多尿、消瘦伴血糖升高1月余为主要症状，当属中医学"消渴病"范畴，消渴病机主要在于阴津亏损，燥热偏盛，阴虚为本，燥热为标。肺为水之上源，输布津液，燥热伤肺，则津液不能输布而直趋下行，随小便排出体外，故小便频数量多；肺不布津则口渴多饮。胃主腐熟水谷，脾主运化，为胃行其津液。燥热伤脾胃，胃火炽盛，脾阴不足，则口渴多饮，多食善饥；脾气虚不能转输水谷精微，则水谷精微下流注入小便，则小便味甘；水谷精微不能濡养肌肉，则形体日渐消瘦。肾失濡养，开阖固摄失权，则水谷精微直趋下泄，随小便而排出体外，故尿多味甜。病位在肺胃肾，病性属虚实夹杂，证属气阴亏虚，舌、脉亦为佐之。

本病例中，该患者以"2型糖尿病性酮症"收住入院，以口干口渴，多饮多尿为主要症状，故中医辨病为消渴病，患者BMI为27.68，属于肥胖。患者因长期过食肥甘、醇酒厚味、辛辣香燥之品，导致脾胃损伤。胃主腐熟水谷，脾主运化，为胃行其津液。燥热伤脾胃，胃火炽盛，脾阴不足，则口渴多饮，多食善饥；脾气虚，不能转输水谷精微，则水谷精微下流注入小便，则小便味甘；水谷精微不能濡养肌肉，则形体日渐消瘦。《素问·奇病论》云："此肥美之所发也，此人必数食甘美而多肥也，肥者令人内热，甘者令人中满，故其气上溢，转为消渴。"即指脾胃损伤可致运化失职，积热内蕴，化燥伤津，消谷耗液，进而发为消渴。患者乏力，消瘦伴视物模糊，大便干，小便频数，每晚夜尿5次，舌质红，苔黄少津，脉沉数，故辨证为气阴两虚，选用白虎加参汤合玉液汤加减。白虎加参汤清热与益气养阴并举，配伍精当，功效卓著，实为除内热，益气阴所设，可作为消渴病前期或消渴初起，或消渴病证属内热偏盛，气阴受损者之主方，易人参为太子参养阴之力更强，用山药易粳米，粳米固中气而护脾胃，山药性平味甘，津液黏稠，调和胃气，固摄下焦元气，补肾填精，滋润血脉，为健补肺、脾、肾三经之药，滋阴养液之品。玉液汤方中以黄芪补中益气、提升元气，葛根助黄芪提升元气兼能生津止渴，黄芪合葛根在升提元气的同时载津液上乘濡养清窍；天花粉、知母、山药协滋真阴润燥、兼清虚热，鸡内金强健脾胃生化功能，五味子酸收能封固肾关、使水饮濡润于中上二焦。两方合用共奏益气养阴，清热生津之功，使患者气阴得复，燥热以清，诸证得以缓解。三诊时，患者自诉便秘，故合用小承气汤轻下热结。

中医辨证论治消渴医案1则
——气阴两虚、外受风邪证

一、病史资料

1.一般信息

沈某某，女，62岁，2022年3月9日，惊蛰后4天。

2.病史

主诉：口干、多饮13年，加重伴乏力1月。

现病史：患者自述13年前无明显诱因出现口干、多饮、多尿伴体重减轻，就诊于兰大二院，诊断为"2型糖尿病"，嘱患者饮食控制配合运动及药物控制血糖（具体不详）后症状缓解。10年前因血糖控制不佳就诊于陆军总医院，给予"甘精胰岛素注射液，皮下注射16u，1次/d"及口服药物"吡格列酮二甲双胍片15mg，3次/d、阿卡波糖片50mg 3次/d"控制血糖，1年前再次因血糖控制不佳就诊于"糖尿病专科医院"，调整胰岛素为"德谷胰岛素 皮下注射20u，1次/d"，口服药物为"达格列净1粒，1次/d、吡格列酮二甲双胍片15mg，2次/日d、阿卡波糖片50mg，2次/d"。1月前患者自觉口干、多饮症状加重且伴有乏力，今为求进一步确定病情到内分泌科门诊就诊，经门诊筛查新冠病毒核酸检测阴性后以"2型糖尿病伴血糖控制不佳"收入院。

刻下症见：患者神志清，精神可，口干，乏力，微恶风寒，双眼轻度水肿，下肢沉重，时有头晕，食纳可，夜寐差，二便调，舌暗，苔白，脉浮滑。近期体重无增减。

个人史及过敏史：无特殊。

婚育史：适龄结婚，婚后育有1子，配偶及儿子均体健。

月经史：初潮年龄16岁，绝经年龄50岁，月经周期规律，月经失血量正常，无血块、痛经、白带。

家族史：否认家族史。

3.生命体征

T：36.1℃，P：80次/分，R：20次/分，BP：143/60mmHg。

4.专科情况

发育正常，营养良好，甲状腺未触及肿大及结节，压痛（-），听诊无血管杂音，四肢肌肉未见萎缩，肌张力正常，肌力正常，双眼下眼睑轻度水肿，无皮损，身高165cm，体重68kg，BMI 24.9kg/cm。

二、辅助检查

入院急查随机血糖8.5mmol/L，糖化血红蛋白7.2%。余待回报。2022-03-09生化全项（静脉血）：载脂蛋白B（ApoB）1.15g/L↑、肌酐（CREA）29μmol/L↓、低密度脂蛋白（LDL-C）3.88mmol/L↑、甘油三酯（TG）4.26mmol/L↑、血尿酸（UA）419μmol/L↑、总胆固醇（TCHO）6.71mmol/L↑、葡萄糖（GLU）8.24mmol/L↑。凝血系列（静脉血）：凝血酶时间测定（TT）23.60sec↑。胰岛素C肽（空腹）（静脉血）：胰岛素（INS）（InsuLin）11.770μU/ml、C-肽（C-P）2.260ng/ml。2022-03-10胰岛素C肽（1h）（静脉血）：胰岛素（INS）（InsuLin）20.270μU/ml、C-肽（C-P）3.060ng/ml。

三、中西医诊断与诊断依据

1.中医诊断（包括病名以及证候诊断）

主病主证：消渴　气阴两虚、外受风邪证

2.西医诊断（临床诊断或病理诊断）

①2型糖尿病伴血糖控制不佳；②耳源性眩晕。

四、干预措施

1.治疗方案

2022年3月10日，西医常规治疗外，患者中医诊断以消渴　气阴两虚，外受风邪证为主病主证明确，综合其他症状，以及患者体质、当地气候等因素，选用方剂麻黄连翘赤小豆汤合五皮饮加味以利水消肿，具体处方如下：

麻黄 3 g	连翘 15 g	赤小豆 15 g	大腹皮 15 g
茯苓皮 15 g	生姜 10 g	大腹皮 30 g	鱼腥草 15 g
桑白皮 10 g	黄芪 20 g	当归 10 g	陈皮 10 g

中药3剂，每日2次，煎药机煎药200ml，中药口服。

2.医生嘱咐

糖尿病饮食，按时服药，避风寒，忌辛辣刺激、肥甘厚腻、生冷寒凉之品，调畅情志。

五、疗效转归

2022年3月14日二诊，患者神志清，精神可，乏力，双眼下眼睑无明显水肿，下肢沉重，时有头晕，食纳可，夜寐差，二便调。近期体重无增减。昨日血糖监测示：早餐前：8.3mmol/L，早餐后：8.3mmol/L，午餐前：5.8mmol/L，午餐后：11.1mmol/L，晚餐前：12.2mmol/L，晚餐后：11.2mmol/L，睡前：10.1mmol/L。调整中药方剂继服，具体如下：

麻黄 3 g	连翘 15 g	赤小豆 15 g	大腹皮 15 g
茯苓皮 15 g	赤芍 10 g	大腹皮 30 g	鱼腥草 15 g
桑白皮 10 g	黄芪 20 g	当归 10 g	陈皮 10 g
牡丹皮 10 g	焦栀子 10 g	木瓜 15 g	威灵仙 15 g

中药3剂，每日2次，煎药机煎药200ml，中药口服。

2022年3月19日三诊，患者神清，精神可，且诉眼睑水肿、下肢沉重均好转，头晕减轻，余无特殊不适调整中药汤剂如下：

生地黄 20 g	熟地黄 20 g	麦冬 8 g	玄参 15 g
山萸肉 15 g	山药 30 g	牡丹皮 15 g	泽泻 10 g
茯苓 15 g	炒鸡内金 10 g	黄连 10 g	木香 10 g
知母 10 g	黄芪 30 g	五味子 15 g	天花粉 15 g

中药7剂，每天1剂，免煎200ml，中药口服。现患者病情好转，要求出院。

临证体会

患者以口干、乏力为主要症状，当属中医学"消渴病"的范畴，因久病成疾，病程迁延，脾失健运，阴亏液耗，津不上承，故口渴；脾主四肢，脾虚则无以濡养四肢，故四肢乏力。患者平素体质较弱，复加感受外邪，风为六淫之首，风邪伤人，每夹寒夹热，侵袭肺卫，肺失通调，风水相搏，发为水肿。

本例中，患者以"2型糖尿病伴血糖控制不佳"收住入院，其口干、多饮有13年之久，加重伴乏力1月，故中医辨病为消渴病。该患者虽消渴病迁延日久，但以微恶风寒，双眼轻度水肿，下肢沉重为主症，且患者舌暗，苔白，脉浮滑，当辨证为气阴两虚，外受风邪证。《灵枢·五变》云："余闻百疾之始期也，必生于风雨寒暑，外循毫毛而入腠理……或为消瘅。"认为外邪侵袭也是导致消渴发生发展的重要原因。风为六淫之首，风邪伤人，每夹寒夹热，侵袭肺卫，肺失通调，风水相搏，发为水肿。或久居湿地，冒雨涉水，水湿内侵，困遏脾胃，脾胃失其升清降浊之功能，水无以制，发为水肿。故选用方剂麻黄连翘赤小豆汤合五皮饮加味以解表利水消肿，麻黄连翘赤小豆汤为东汉张仲景所创，用于治疗阳黄兼表证，方中麻黄温宣肺气、利水消肿，辅以桑白皮、生姜降肺逆、宣散水气；连翘清热解毒，赤小豆利水。合药成方外能宣散表邪，内能清利湿热，开鬼门，表里合治。五皮饮出自《证治准绳》，主治全身浮肿，肢体沉重，酸楚疼痛，小便不利，舌淡苔白腻，脉沉弦。方中茯苓皮健脾、利肾水、消肿；桑白皮、大腹皮能清泄肺气、通调水道；陈皮、生姜皮和脾行水，五药合用能通调水道、健脾理气。麻黄连翘赤小豆汤与五皮饮相合即能疏风宣肺、利水消肿、清热解毒，又能健脾益肾。二诊时患者颜面部水肿好转，故易生姜为牡丹皮，焦栀子，木瓜，威灵仙，加强舒筋活络效果，以缓解下肢沉重无力。三诊患者神清，精神可，诉眼睑水肿、下肢沉重均好转，头晕减轻，故以六味地黄丸合玉液汤补益肝肾，益气养阴预后调理。

中医辨证论治消渴医案1则
——气阴亏虚证

一、病史资料

1.一般信息

郭某，男，59岁，2022年3月23日，春分后3天。

2.病史

主诉：发现血糖升高1周。

现病史：患者自诉1周前无明显诱因出现口干口渴、多饮多尿，自测血糖15.6mmol/L。门诊查：空腹血糖16.36mmol/L，糖化血红蛋白11.60%，酮体1+，葡萄糖3+，尿蛋白+-。现患者为求进一步系统诊治，遂就诊于甘肃省中医院，门诊筛查新冠病毒核酸检测阴性后以"2型糖尿病性酮症"收住入院。

刻下症见：患者神志清，精神尚可，全身乏力，视物模糊，口干口渴，多饮，潮热盗汗，偶有咳嗽咯痰，痰少易咳出，偶有胸闷气短，夜寐安，大便调。舌质淡红，苔少，脉细数。近3个月体重减轻10kg。

个人史及过敏史：无特殊。

婚育史：适龄结婚，婚后育有1女，配偶及女儿均体健

家族史：否认遗传史。

3.生命体征

T：36.4℃，P：68次/min，R：17次/min，BP：117/73mmHg。

4.专科情况

发育正常，营养良好，甲状腺未触及肿大及结节，压痛（-），听诊无血管杂音，四肢肌肉未见萎缩，肌张力正常，肌力正常，双下肢无浮肿，无皮损，10g尼龙丝检查浅感觉（+），直腿抬高试验（-）。身高184cm，体重95kg，BMI 28.02kg/cm。

二、辅助检查

2022-03-23门诊查：酮体1+、葡萄糖3+、尿蛋白+-、空腹血糖16.36mmol/L、糖化血红蛋白11.60%。入院急查血糖：25.2mmol/L、血压127/89mmHg。血常规有核红细

胞网织红细胞：未成熟粒细胞比例（IG%）0.70%↑、嗜碱性粒细胞比例（BASO%）1.20%↑、中荧光强度网织红比率（MFR%）13.80%↑、网织红细胞百分比（RET%）2.36%↑、未成熟网织红细胞比率（IRF）21.80%↑、红细胞（RBC）3.95×10^{12}/L↓、红细胞平均血红蛋白浓度（MCHC）355g/L↑、红细胞压积（HCT）37.20%↓、低荧光强度网织红比率（LFR%）78.20%↓、高荧光强度网织红比率（HFR%）8.00%↑。生化全项：载脂蛋白A1（ApoA1）0.97g/L↓、氯（Cl-）110.01mmol/L↑、葡萄糖（GLU）12.71mmol/L↑、同型半胱氨酸（HCY）29μmol/L↑、白蛋白（ALB）32.3g/L↓、总蛋白（TP）50.6g/L↓、抗坏血酸（Vc）3+mmol/L。血酮：0.2mmol/L。2022-03-24尿常规化学分析：葡萄糖（GL）+-mmol/L、酮体（SG）+-mmol/L。血沉、肿瘤系列、甲状腺功能全项、凝血系列、病毒系列未见明显异常。

三、中西医诊断与诊断依据

1.中医诊断（包括病名以及证候诊断）

主病主证：消渴　气阴亏虚证。

2.西医诊断（临床诊断或病理诊断）

2型糖尿病伴血糖控制不佳。

四、干预措施

1.治疗方案

2022年3月7日，西医常规治疗外，患者中医诊断消渴　气阴亏虚证为主病主证明确，综合其他症状及患者体质、当地气候等因素，选用方剂生芪降糖方加减，治法：益气养阴，生津止渴，具体处方如下：

黄芪 30 g	生地黄 10 g	太子参 10 g	葛根 20 g
五倍子 10 g	石斛 10 g	天花粉 15 g	玄参 10 g
麸炒苍术 10 g	炒鸡内金 10 g	山药 10 g	麦冬 10 g
石膏 30 g			

中药4剂，每天1剂，煎药机煎药200ml，中药口服。

2.医生嘱咐

糖尿病饮食，按时服药，避风寒，忌辛辣刺激、肥甘厚腻、生冷寒凉之品，调畅情志。

五、疗效转归

2022年3月10日二诊查房，患者全身乏力，视物模糊，口干口渴，多饮，潮热盗汗均好转，无新发主诉。昨日血糖谱示：早餐前、早餐后2h，午餐前、午餐后2h，晚餐前、晚餐后2h血糖、睡前血糖分别为（6.5/13.7/5.9/12.9/10.3/10.8/8.0mmol/L），今晨空腹血糖4.7mmol/L，发生低血糖，调整睡前胰岛素12IU皮下注射。继续予以中药汤剂口服益气养阴，生津止渴，具体处方如下：

黄芪 30 g	生地黄 10 g	太子参 10 g	葛根 20 g
五倍子 10 g	石斛 10 g	天花粉 15 g	玄参 10 g
麸炒苍术 10 g	炒鸡内金 10 g	山药 10 g	麦冬 10 g
石膏 30 g	知母 10g		

中药4剂，每天1剂，煎药机煎药200ml，中药口服。

2022年3月16日三诊，患者神志清，精神可，夜寐安，二便调，不适症状均好转。昨日血糖谱示：早餐前、早餐后2h，午餐前、午餐后2h，晚餐前、晚餐后2h血糖、睡前血糖分别为（4.9/12.2/5.2/12.0/6.3/11.1/8.5mmol/L），血糖控制平稳。继续予以中药汤剂口服以益气养阴，生津止渴，具体处方如下：

知母 10 g	地黄 15 g	川芎 10 g	白芷 10 g
黄连 15 g	木香 5 g	黄芪 20 g	太子参 10 g
葛根 20 g	天花粉 15 g	炒鸡内金 10 g	山药 20 g

中药10剂，每日2次，免煎200ml，中药口服。患者现血糖控制较为平稳，治疗方案有效。患者及家属要求出院，交代相关事宜后，请示上级医师准予出院。

临证体会

患者为中年男性，以口渴、多饮多尿、消瘦伴血糖升高1周为主要症状，当属中医医学"消渴病"范畴，因久病成疾，病程迁延，脾失健运，阴亏液耗，津不上承，故口渴；肾气亏虚，失于摄纳，故尿频。病位在肺胃肾，病性属虚实夹杂，证属气阴亏虚，舌、脉亦为佐之。

本例中，该患者以"2型糖尿病性酮症"收住入院，以口干口渴，多饮，体重下降为主要症状，故中医辨病为消渴病。该病的发病与禀赋不足、五脏柔弱、情志失调、饮食不节、劳欲过度等相关。《灵枢·五变》曰："五脏皆柔弱者，善病消瘅。"先天禀赋不足是该病发病的内在因素。《临证指南医案·三消》曰："心境愁郁，内火自燃，乃消渴大病。"长期情志不舒导致肝气郁结，郁久化火，亦可消灼津液。饮食不节，导致脾胃受损，运化无权，积热内生，化燥伤津。"《外台秘要·消渴消中》曰："房室过度，致令肾气虚耗故也。"若房劳过度，耗伤肾津，导致真水空虚，虚火内生，耗气伤津。气阴两虚型2型糖尿病的基本病机为阴津亏耗，消渴日久，气失依附导致气虚，气虚则生化或固摄无权，又可使阴津进一步损伤导致气阴两虚，致使脏腑器官受损，形成病证。以上诸因素均可耗伤人体津液，导致脏腑受损，正气渐虚，阴津损耗严重，阴虚则内热自生，最终伤阴；另外，津能载气，气能布津，阴津损伤日久，则正气耗伤，气虚则推动无力，阴虚则内热生，最终导致气阴两虚。生芪降糖方中黄芪味甘，性微温，生地味甘、性寒，甘温益气，甘寒滋阴，黄芪、生地合用，健脾益气、养阴生津，气阴互助，气血双补，共为君药。葛根具有升腾发散之性，能够鼓动脾胃之阳；天花粉甘寒，既能养胃阴，清胃热，养阴而能降糖，又能生津止渴，两药相配，共为臣药，既能增强清热生津之功，又能防止葛根过度升腾发散导致胃阴耗伤的弊端，在生津止渴方面各有所擅长；丹参，苦，微寒，入心、心包、肝经，具有活血调经，祛瘀止痛，凉血消痈，除烦安神之功；葛根升清阳、生津液、止口渴、润筋脉，两药参合，瘀血活，新血生，经脉通，降血糖的效果显著增强。苍术化脾家之湿，兼雄壮之气而鼓动脾气升生；玄参撤胃家之热，兼苦成之性而降泻阳明之浊，两者互相配伍，恢复脾胃气机的升降，共奏滋阴清热、健脾滋肾之功，两药参合，共为佐药，一润一燥，相互制约，相互促进。五倍子味酸涩，性寒，肺为水之上源，肾为水之下源，故用五倍子入肺肾二经，敛肺补肾，止渴涩精。诸药合用，共奏益气养阴、生津止渴之功。

中医辨证论治诊疗糖尿病早期患者消瘦案1例
——气阴两虚证

一、病史资料

1.一般信息

曹某某，男，50岁，2021年12月22日，冬至。

2.病史

主诉：消瘦一年伴血糖升高1周。

现病史：患者系"消瘦一年伴血糖升高1周"入院，该患者1年前无明显诱因出现体重下降20斤左右，未予重视。4月前发现体重下降4kg左右，未予系统诊治。2021年12月15日于每年常规大体检时，测空腹血糖14.2mmol/L，餐后血糖未测，为求进一步系统诊疗，遂于甘肃省中医院门诊就诊，门诊行相关检查后以"2型糖尿病"收住入院。2021年12月21日血常规CRP（静脉血）：红细胞平均血红蛋白浓度（MCHC）360g/L↑。入院查空腹血糖13.0mmol/L、血酮0.1mmol/L、血压、114/67mmHg。

刻下症见：患者神志清，精神一般，面色微黄，慢病面容，神疲乏力；语声正常，吐词清晰，思维正常；问答切题，能详细叙述病情症状。

个人史及过敏史：健康情况一般。否认其他内科病史。否认传染病史。否认预防接种史。否认手术及重大外伤史。否认输血史。否认药物及食物过敏史。

婚育史：已婚，适龄婚育，配偶及子均体健。

家族史：否认家族遗传病史。

3.体格检查

2021年12月22日，T：36.2℃，P：77次/min，R：17次/min，BP：114/67mmHg。一般情况：患者诉血糖升高1周，伴四肢无力、口燥咽干、口渴、多饮、汗多；无头晕，无一过性黑矇，无心慌气短，无恶心呕吐，无腹痛及腹胀，无双下肢水肿，食纳可，夜寐安，二便调；舌质红，舌正中处有红色裂纹，少苔，脉沉细，近期体重未减轻。

4.专科情况

发育正常，营养良好，甲状腺未触及肿大及结节，压痛（-），听诊无血管杂音，四肢肌肉未见萎缩，肌张力正常，肌力正常，双下肢无浮肿，无皮损，10g尼龙丝检查浅感觉正常，直腿抬高试验（-）。身高175cm，体重72kg，BMI23.5kg/cm。

二、辅助检查

2021年12月23日查肿瘤系列：癌胚抗原4.530ng/ml↑。甲状腺功能全项（静脉血）：促甲状腺素4.460μIU/ml↑。彩超检查（颈部血管）：诊断意见：双侧颈动脉内中膜增厚伴左侧斑块形成；右侧锁骨下动脉斑块形成。彩超检查（心脏彩超）：诊断意见：主动脉瓣钙化伴轻度反流、二、三尖瓣轻度反流、左心功能正常。彩超检查（双侧甲状腺及淋巴结）：诊断意见：双侧颈部Ⅱ至Ⅲ区多发淋巴结肿大（形态正常）。2021年12月28日查四肢多普勒血流图示：患者右侧下肢ABI指数为：1.31，患者左侧下肢ABI指数为：1.32；VPT检查示：右脚第一足趾测试值20.9V，感觉减退。左脚第一足趾测试值19.7V，感觉减退。彩超检查（肝、胆、胰、脾、双肾）+（泌尿系）：诊断意见：脂肪肝（非均质性）、肝内钙化灶、前列腺钙化灶；胆、胰、脾、双肾、输尿管、精囊腺声像图未见明显异常。2021年12月31日查幽门螺旋杆菌检测报告示：Hp（+）DI=1172。

三、中西医诊断与诊断依据

1.中医诊断（包括病名以及证候诊断）

主病主证：消渴　气阴两虚证

2.西医诊断（临床诊断或病理诊断）

①2型糖尿病；②幽门螺旋杆菌感染；③脂肪肝；④甲状腺功能减退症。

四、干预措施

1.治疗方案

2021年12月23日，西医常规治疗外，患者中医诊断以中消　气阴两虚证为主病主证明确，综合其他症状以及患者体质、当地气候等因素，选用方剂葛根芩连汤合参麦五味黄芪汤加减；治法：益气养阴，清热生津，具体处方如下：

葛根40g　　　黄芩片（黄芩）10g　　　　生地黄15g　当归20g

麦冬10g　　　黄连20g　　　黄芪20g　　　　郁金15g

醋五味子10g　　麸炒芡实15g　蜜金樱子15g

中药3剂，每天1剂，煎药机煎药200ml，中药口服。

2.医生嘱咐

糖尿病饮食，按时服药，避风寒，忌辛辣刺激、肥甘厚腻、生冷寒凉之品，调畅情志。

五、疗效转归

2021年12月28日二诊查房，患者神清，精神可，自述口干、口渴、多饮症状缓解，生命体征T：36.4℃，P：72次/min，R：20次/min。昨日监测血糖：最高血糖：睡前血糖17.5mmol/L，最低血糖：午餐前血糖6.2mmol/L。辅助检查：复测VPT示：右脚第一足趾测试值20.6V，感觉减退。左脚第一足趾测试值18.6V，感觉减退。各项指标较前好转。根据舌脉情况继续予主方以益气养阴清热，中药处方如下：

葛根40g	黄芩片（黄芩）10g	生地黄15g	麦冬10g
醋五味子20 g	黄芪20g	郁金15g	黄连10g
赤芍15g	麸炒芡实15 g	蜜金樱子15 g	玄参20g
当归20g			

中药3剂，每天1剂，煎药机煎药200ml，中药口服。

2021年12月31日三诊，患者神清，精神可，自述口干、口渴、多饮症状显著缓解，生命体征T：36.3℃，P：70次/min，R：21次/min。昨日监测血糖：最高血糖为晚餐前12.8mmol/L，最低血糖为早餐前5.5mmol/L。辅助检查：幽门螺旋杆菌检测报告示：Hp（+）DPM=1172。根据舌脉情况予主方以益气养阴，轻下热结，具体处方如下：

葛根40g	黄芩片（黄芩）10g	生地黄15g	当归20g
麦冬10g	醋五味子20g	黄芪20 g	郁金15g
黄连10g	赤芍15g	麸炒芡实15 g	玄参20g
山萸肉30	浮小麦30g	麸炒苍术15g	蜜金樱子15 g

中药3剂，每天1剂，煎药机煎药200ml，中药口服。患者现血糖控制较为平稳，治疗方案有效。

临证体会

患者为中年男性，以口干口渴、多饮多尿、乏力消瘦伴血糖升高1周为主要症状，当属中医学"消渴病"的范畴，消渴病机主要为阴津亏损，燥热偏盛，阴虚为本，燥热为标。肺为水之上源，输布津液，燥热伤肺，则津液不能输布而直趋下行，随小便排出体外，故小便频数量多；肺不布津，津不上承则口渴多饮。伤及脾胃导致脾胃运化失司，湿浊内生阻滞气机，气血津液舒布障碍，肌肉失养，同时气机不畅，郁久化热而伤津耗气，导致的肌肉失养，则产生乏力感。气虚卫气不固，不能固束体表肌腠，肌腠疏松，故汗多。胃主腐熟水谷，脾主运化，为胃行其津液。同时燥热伤脾胃，胃火炽盛，脾阴不足，则口渴多饮，多食善饥；水谷精微之源匮乏不能濡养肌肉，则形体日渐消瘦。舌质红，舌正中处有红色裂纹，少苔，脉沉细亦为气阴虚之表现。故本病病性属虚实夹杂，证属气阴两虚。

本例中，该患者以"2型糖尿病"收住入院，以口干口渴，多饮多尿乏力为主要症状，故中医辨病为消渴病。患者因长期过食肥甘、醇酒厚味、辛辣香燥之品，导致脾胃损伤。胃主腐熟水谷，脾主运化，为胃行其津液。燥热伤脾胃，胃火炽盛，脾阴不足，则口渴多饮，多食善饥；脾胃运化失司，湿浊内生阻滞气机，气血津液舒布障碍，肌肉失养，则自觉神疲乏力；水谷精微不能濡养肌肉，则形体日渐消瘦。《素问·奇病论》云："此肥美之所发也，此人必数食甘美而多肥也，肥者令人内热，甘者令人中满，故其气上溢，转为消渴。"即指脾胃损伤可致运化失职，积热内蕴，化燥伤津，消谷耗液，进而发为消渴。患者乏力，消瘦，大便干，小便频数，舌质红，舌正中处有红色裂纹，少苔，脉沉细，故辨证为气阴两虚证，选用葛根芩连汤合参麦五味黄芪汤加减。葛根芩连汤合参麦五味黄芪汤加减清热与益气养阴并举，配伍精当，功效卓著，除内热，益气阴，可作为消渴病前期或消渴初起，或消渴病证属内热偏盛，气阴受损者之主方，山萸肉性微慢味酸，固摄下焦元气，补肾填精，滋润血脉，归肺、肾二经，滋阴养液之品。参麦五味黄芪汤方中以黄芪补中益气、提升元气，玄参助黄芪提升元气，黄芪合玄参在升提元气的同时载津液上乘濡养清窍；麦冬协滋真阴润燥、兼清虚热，五味子酸收能封固肾关、使水饮濡润于中上二焦。两方合用共奏益气养阴，清热生津之功，使患者气阴得复，燥热以清，诸证得以缓解。

中医辨证论治诊疗消渴医案 1 则
——气阴两虚证

一、病史资料

1.一般信息

张某某，男，62岁，2021年12月27日，冬至。

2.病史

主诉：发现血糖升高2月，口干、多饮、多尿10d。

现病史：患者诉2月前于甘肃省中医院住院时测空腹血糖9.07mmol/L，餐后2h血糖27.4mmol/L，未予饮食运动以及药物治疗，期间因病卧床休息。10d前无明显诱因出现口干、口渴、多饮、多尿，现为进一步系统诊疗遂来甘肃省中医院门诊就诊，门诊以"2型糖尿病性酮症"收住入院。门诊查血压147/96mmHg。血酮0.6mmol/L，血糖20.3mmol/L。

刻下症见：患者神志清，精神可，面色正常，神疲乏力；语声正常，吐词清晰，思维正常；问答切题，能详细叙述病情症状。

个人史及过敏史：健康情况一般。高血压病史7年，平素口服"缬沙坦胶囊80mg，1次/d"，血压最高147/90mmHg；腰椎间盘突出病史2月；颈椎病病史2月；否认肝炎、结核、伤寒、猩红热等传染病史。否认预防接种史。否认手术史，否认外伤史。否认输血史，否认食物或药物过敏史。

婚育史：适龄婚育，育有2女1子，配偶及子女均体健。

家族史：否认家族史。

3.体格检查

2021年12月27日，T：36℃，P：93次/min，R：19次/min，BP：147/96mmHg。一般情况：患者诉发现血糖升高2月，口干、多饮、多尿已有10d，伴头晕、视物旋转、耳鸣、心慌、心悸、乏力，腰痛伴左下肢放射痛、双下肢麻木；无一过性黑矇，无恶心呕吐，无双下肢水肿，饮食可，睡眠可，大便正常，小便频数，每晚2~3次，舌红，苔黄，脉滑数。近1个月体重减轻10kg。

4.专科情况

发育正常，营养良好，甲状腺未触及肿大及结节，压痛（-），听诊无血管杂音，四肢肌肉未见萎缩，肌张力正常，肌力正常，双下肢无浮肿，无皮损，10g尼龙丝检查浅感觉正常，直腿抬高试验（-）。身高175cm，体重65kg，BMI21.22kg/cm。

二、辅助检查：

2021-12-28四肢多普勒血流图示：患者右侧下肢ABI指数为：1.34；左侧下肢ABI指数为：1.33。2021-12-29查尿微量白蛋白：尿微量白蛋白3mg/L。颅脑、颈椎间盘CT：皮层下动脉硬化性脑病；左侧基底节、放射冠、双侧其基底节区梗塞灶；左额颞部脑外间隙增宽，请结合临床；C2-3、C3-4、C4-5、C5-6椎间盘后突出；颈椎退行性改变；左侧上颌窦炎。彩超检查（肝、胆、胰、脾、肾）+（泌尿系）：脂肪肝（非均质性）；胆、胰、脾、双肾、输尿管声像图未见明显异常。彩超检查（心脏彩超）：心内结构未见明显异常，三尖瓣轻度反流，左室收缩功能正常。彩超检查（颈部血管）：双侧颈动脉内中膜增厚伴左侧斑块形成；左侧椎动脉血流速度减低；双侧颈内静脉、椎静脉超声未见明显异常。2021-12-31颅脑IRI：颅脑（平扫，DWI，MRA），诊断意见：双侧脑室旁白质脱髓鞘改变；双侧额顶叶皮质下白质区、半卵圆中心、放射冠区、基底节区、脑干缺血梗塞灶；双侧额顶叶异常信号灶，考虑Ｖ-R间隙；部分空蝶鞍；颅脑MRA显示：右侧胚胎型大脑后动脉。2022-01-02动态心电图示：全天血压平均值：114/78mmHg；白天血压平均值：113/78mmHg；夜间血压平均值：115/79mmHg；复测VPT检查示：VPT检查试点位于第一足趾趾腹前段（腓神经），右脚第一足趾测试值27.3V，感觉缺失；左脚第一足趾测试值26.2V，感觉缺失。

三、中西医诊断与诊断依据

1.中医诊断（包括病名以及证候诊断）

主病主证：消渴　气阴两虚证

2.西医诊断（临床诊断或病理诊断）

①2型糖尿病；②高血压病3级；③腰椎间盘突出；④颈椎病。

四、干预措施

1.治疗方案

2021年12月29日，西医常规治疗外，患者中医诊断以中消　气阴两虚证为主病主证明确，综合其他症状及患者体质、当地气候等因素，选用方剂补中益气汤加减；治疗：补益气阴，滋阴养血，具体处方如下：

麸炒苍术 20 g	厚朴 20 g	酒大黄 15 g	麸炒枳壳 15 g
天麻 20g	羌活 15g	川芎 15g	当归 15g
生地黄 15 g	白芍 20g	桑枝 20g	柴胡 20g

中药3剂，每天1剂，煎药机煎药200ml，中药口服。

2.医生嘱咐

糖尿病饮食，按时服药，避风寒，忌辛辣刺激、肥甘厚腻、生冷寒凉之品，调畅情志。

五、疗效转归

2022年1月5日二诊查房，患者神清，精神可，自述口干、口渴、多饮、多尿症状较前好转，头晕，视物旋转，耳鸣，心慌、心悸，乏力，腰痛等症状较前缓解，饮食可，睡眠可，大便正常。昨日监测血糖：最高血糖：睡前血糖15.9mmol/L，最低血糖：午餐后血糖6.6mmol/L。辅助检查：血脂五项（静脉血）、血糖（空腹）（静脉血）：葡萄糖（GLU）10.37mmol/L↑、甘油三酯（TG）4.80mmol/L↑。各项指标较前好转。根据舌脉情况继续予方剂补中益气汤合白虎汤加减以益气养阴清热，中药处方如下：

酒大黄 5 g	麸炒枳壳 15 g	知母 10g	当归 20g
生地黄 15g	白芍 20g	柴胡 20g	石膏 60g
玄参 20g	麦冬 10g	醋五味子 20g	连翘 10g
蒲公英 30g	丹参 15g	川牛膝 15g	

中药3剂，每天1剂，煎药机煎药200ml，中药口服。

2022年1月8日三诊查房，患者神清，精神可，自述口干、口渴、多饮症状明显改善，头晕，视物旋转，耳鸣，心慌、心悸，乏力，腰痛等症状较前明显缓解，饮食可，睡眠可，大便正常。昨日监测血糖：最高血糖为晚餐前8.8mmol/L，最低血糖为午餐后5.3mmol/L。根据舌脉情况予中药汤剂以益气养阴，轻下热结，具体处方如下：

麸炒枳壳 15g	知母 10g	当归 20g	地黄 15g
白芍 20g	柴胡 20g	石膏 60g	玄参 20g
麦冬 10g	醋五味子 20g	连翘 10g	蒲公英 30g
丹参 15g	川牛膝 15g	牡丹皮 15g	

中药5剂，每天1剂，煎药机煎药200ml，中药口服。患者现血糖控制较为平稳，治疗方案有效。

临证体会

患者为老年男性，以发现血糖升高2月，口干、多饮、多尿已有10d，伴头晕，视物旋转，耳鸣，心慌、心悸，乏力，腰痛伴左下肢放射痛、双下肢麻木为主要症状，当属中医学"消渴病"的范畴，消渴病机主要在于阴津亏损，燥热偏盛，阴虚为本，燥热为标。肺为水之上源，输布津液，燥热伤肺，则津液不能输布而直趋下行，随小便排出体外，故小便频数量多；肺不布津，津不上承则口渴多饮。伤及脾胃导致脾胃运化失司，湿浊内生阻滞气机，气血津液舒布障碍，肌肉失养，同时气机不畅，郁久化热而伤津耗气，导致的肌肉失养，则产生乏力感。气虚卫气不固，不能固束体表肌腠，肌腠疏松，故汗多。胃主腐熟水谷，脾主运化，为胃行其津液。同时燥热伤脾胃，胃火炽盛，脾阴不足，则口渴多饮，多食善饥；水谷精微之源匮乏不能濡养肌肉，则形体日渐消瘦。肾为先天之本，主藏精生髓，年高肾精亏虚，不能生髓，无以充养于脑，风眩内动，清窍不宁，内风上行，故头晕；年老久病耗气伤络，气血运行失常，血脉瘀滞，又匮乏气导其顺行，气之升降失司，故心悸。舌红，苔黄，脉滑数亦为气阴虚之表现。故本病病性属虚实夹杂，证属气阴两虚。

本案中，该患者以"2型糖尿病"收住入院，以口干口渴，多饮多尿为主要症状，伴头晕、视物旋转、耳鸣、心慌、心悸、乏力，腰痛伴左下肢放射痛、双下肢麻木，故中医辨病为消渴病。患者因长期过食肥甘、醇酒厚味、辛辣香燥之品，导致脾胃损伤。胃主腐熟水谷，脾主运化，为胃行其津液。燥热伤脾胃，胃火炽盛，脾阴不足，则口渴多饮，多食善饥；脾胃运化失司，湿浊内生阻滞气机，气血津液舒布障碍，肌肉失养，则自觉神疲乏力；水谷精微不能濡养肌肉，则形体日渐消瘦。患者年老体虚，肾为先天之本，主藏精生髓，脑为髓之海。年高肾精亏虚，不能生髓，无以充养于脑，髓海不足则脑转耳鸣。脾胃损伤可致运化失职，积热内蕴，化燥伤津，消谷耗液，进而发为消渴。患者乏力，消瘦，大便干，小便频数，故辨证为气阴两虚，选用合白虎汤加减。方中玄参、炙甘草甘温益气，补益脾胃；脾胃为气血营卫生化之源，脾虚易致气滞，故用枳壳理气化滞；丹参、牛膝升阳举陷；气虚则血虚，故用当归补血和营。诸药合用，共凑补中益气，升阳固表，强健脾胃之功。重用石膏辛甘大寒，主入肺胃气分，善能清阳明气分大热，清热而不伤阴，并能止渴除烦。知母苦寒质润，"清肺胃气分之热，热去则津液不耗，而阴自潜滋暗长矣"（《重庆堂随笔》），既

"佐石膏以扫炎熇"（《本草正义》），又滋阴润燥，救已伤之阴津，以止渴除烦。石膏配知母相须为用，清热除烦、生津止渴之力尤强，为治气分大热之最佳配伍。醋五味子、微寒缓石膏、知母苦寒重降之性，可防大寒伤中之弊，并留恋药气。方中柴胡苦辛、微寒，归肝经，具有解表退热、疏肝解郁、升提阳气的功效。白芍是芍药的根，味苦，酸性微寒，归肝脾经，具有养血敛阴、疏肝止痛、平肝抑阳的作用。柴胡可以疏肝解郁、透热解肌、升提阳气，白芍养血敛阴，柔肝缓急，和血固藏肝血。柴胡配白芍一疏一敛，相得益彰，使得肝气不郁，阴血又能固守，相互为用，疏肝而不伤阴血，敛肝而不郁滞气机。合白虎汤加减清热与益气养阴并举，配伍精当，功效卓著，除内热，益气阴，可作为消渴病前期或消渴初起，或消渴病证属内热偏盛，气阴受损者之主方，两方合用共奏益气养阴，清热生津之功，使患者气阴得复，燥热以清，诸证得以缓解。

中医辨证论治消渴医案1则
——气阴两虚证

一、病史资料

1.一般信息

马某某，女，52岁，2023年2月15日，雨水前4天。

2.病史

主诉：发现血糖升高15年，四肢麻木、水肿3月。

现病史：患者自述15年前无明显诱因出现四肢麻木、口干口渴、多饮，前往"临夏州人民医院"就诊，诊断为"2型糖尿病"，给予"盐酸二甲双胍片0.5g po tid、阿卡波糖片50mg po tid"控制血糖，出院后患者未监测血糖，血糖控制欠佳。半年后自行停药。2019年因血糖升高导致昏迷，前往兰大二院就诊，诊断为"糖尿病性酮症酸中毒"，出院后予"甘精胰岛素注射液+门冬胰岛素注射液"控制血糖，出院后自测空腹血糖在13mmol/L左右，餐后15mmol/L左右。1年前调整为"德谷胰岛素皮下注射每日1次+门冬胰岛素皮下注射每日3次"控制血糖，血糖控制欠佳。近3月，患者自觉心悸心慌，全身水肿，四肢末梢麻木不适、刺痛，血糖控制欠佳。现为求系统诊治，遂来甘肃省中医院就诊，门诊以"2型糖尿病性周围神经病变"收治入院。刻下症见：患者神志清，精神欠佳，口干口渴，心慌心悸、无胸闷气短，四肢末梢麻木疼痛，腰痛，全身水肿，纳佳，夜寐欠佳，二便调。近3个月体重增加约20kg。中医望闻切诊：舌质淡胖，苔白，脉弦。

个人史及过敏史：无特殊。

月经及婚育史：已婚育。45岁绝经。

家族史：无特殊。

3.体格检查

2023年2月15日，血压153/81mmHg，心率72次/min，呼吸19次/min，体温36.4℃。一般情况：患者神清，正常面容，发育正常，营养良好，专科检查甲状腺未触及肿大及结节，压痛（-），听诊无血管杂音，四肢肌肉未见萎缩，肌张力正常，肌力正常，四肢浮肿，无皮损，10g尼龙丝检查浅感觉正常，直腿抬高试验（−），身高166cm，体重82kg，BMI 29.4kg/cm。入院测空腹血糖15.3mmol/L，血酮0.1mmol/L。

二、辅助检查

2023-02-16尿肌酐（尿液）：尿肌酐（uCREA）5861μmol/L。2023-02-16尿微量白蛋白（随机尿）（尿液）：随机尿微量白蛋白（MAL）112mg/L。2023-02-16尿常规化学分析（尿液）：尿蛋白（PI0）+−g/L、尿比重（SG）1.023、葡萄糖（GL）3+mmol/L、尿pH（pH）6.50、潜血（OB）阴性mg/L。2023-02-15生化全项（静脉血）：同型半胱氨酸（HCY）16mmol/L、葡萄糖（GLU）16.40mmol/L、二氧化碳结合力（CO2-cp）29.1mmol/L。2023-02-15胰岛素C肽（2h）（静脉血）：胰岛素（INS）（InsuLin）13.230uU/ml、C-肽（C-P）2.900ng/ml。2023-02-15血糖（2h）（静脉血）：餐后2h血糖（GLU）24.30mmol/L。2023-02-15胰岛素C肽（1h）（静脉血）：胰岛素（INS）（In-suLin）16.670U/ml、C-肽（C-P）2.730ng/ml。2023-02-15甲状腺功能全项（静脉血）：促甲状腺素（TSH）4.690μIU/ml↑。2023-02-15心肌三项（静脉血）未见异常、2023-02-15血常规CRP（静脉血）：红细胞分宽度变异系数（RDW-CV）14.8、血红蛋白（HGB）169g/L、红细胞（RBC）5.89×10^{12}/L、红细胞压积（HCT）52.40%。2023-02-15胰岛素C肽（空腹）（静脉血）：C-肽（C-P）2.310ng/ml、胰岛素（INS）（Insu-Lin）8.820U/ml。胸部DR：胸部（正位）：双肺纹理重，请结合临床。彩超检查（肝、胆、胰、脾、双肾）+（泌尿系）：脂肪肝；胆、胰、脾、双肾、输尿管声像图未见明显异常。彩超检查（心脏彩超）：左房形态稍饱满，左室舒张功能减低；彩超检查（颈部血管）：右侧颈总动脉内径正常，内中膜厚度0.8mm，左侧颈总动脉内径正常，内中膜厚度0.7mm，双侧各段流速正常；双侧球部管径正常，双侧流速正常；右侧颈内动脉管径正常，流速76/36cm/s；左侧颈内动脉管径正常，流速81/35cm/s；双侧椎动脉走形正常，右侧管径约3.3mm，椎间隙段流速0/11cm/s，左侧管径约3.6mm，椎间隙段流速39/16cm/s；双侧颈外动脉管径对称，血流速度正常；右侧锁骨下动脉显示段未见明显斑块回声；双侧颈内静脉、椎静脉管径对称，管腔内未探及异常回声；C糖尿病I：彩色血流充盈良好。颅脑CT：颅脑（成像，平扫）：大枕大池，建议MRI进一步检查。

三、中西医诊断与诊断依据

1.中医诊断（包括病名以及证候诊断）

主病主证：中消　气阴两虚证

2.西医诊断（临床诊断或病理诊断）

①2型糖尿病，2型糖尿病周围神经病；2型糖尿病性周围血管病变，2型糖尿病性肾病Ⅳ期；②高血压病，2级高危高血压性心脏病；③脂肪肝。根据患者的症状、体征可以明确。

四、干预措施

1.治疗方案

2023年2月15日，西医常规治疗外，患者中医诊断以中消 肝肾亏虚证为主病主证明确，综合其他症状及患者体质、当地气候等因素，给予穴位贴敷、中药熏洗、药物罐等中医特色治疗；2023年2月16日查房，患者神志清，精神欠佳，口干口渴，心慌心悸、无胸闷气短，四肢末梢麻木疼痛，腰痛，全身水肿，食纳欠佳，夜寐欠佳，二便调。舌质淡胖，苔白，脉弦。给予中药汤剂为主方治疗，治法为：利水消肿兼以通络止痛。方药：茯苓30g，酒白芍20g，姜半夏10g，木瓜15g，桂枝15g，干姜10g，麸炒白术15g，炙甘草10g，陈皮20g，厚朴10g，煅磁石30g（先煎），制远志15g，黑顺片10g（先煎），桑枝15g，鸡血藤30g，共4剂，每日1剂，每剂2次/d，煎药机煎药200ml，中药口服。

2.医生嘱咐

按时服药，避风寒，忌辛辣刺激、肥甘厚腻、生冷寒凉之品，调畅情志，5d后再次评估。

五、疗效转归

2023年2月21日二诊查房，患者神志清，精神可，口干口渴症状缓解，偶有心慌心悸、无胸闷气短，食纳可，夜寐安，二便调。舌质淡胖，苔白，脉数。昨日晨起空腹7.7mmol/L、餐后6.2mmol/L，午餐前血糖5.8mmol/L、餐后8.3mmol/L，晚餐前血糖7.1mmol/L、餐后6.0mmol/L；今晨空腹血糖7.4mmol/L。患者病情好转，临床症状明显改善，血糖控制平稳，考虑到患者的身体体质，以及中医学中病即止的基本原则，予以停药，停药期间内无症状反复及其他不适症状的出现，待其他指标平稳后，于2023年2月21日自动出院。

临证体会

患者以"发现血糖升高15年，四肢麻木、水肿3月。"为主诉，以口干、口渴、疲乏无力为主症，患者神清，精神欠佳，口干口渴，心慌心悸、无胸闷气短，四肢末梢麻木疼痛，腰痛，全身水肿，纳差，夜寐欠佳，二便调。舌质淡胖，苔白，脉弦。四诊合参，当属中医学"消渴病"范畴。中医诊断为中消。因脾失健运，阴亏液耗，津不上承，故口渴；脾主四肢，脾虚则无以濡养四肢，故四肢麻木；且脾运化失司，津液转输不利，水饮外泛于四肢，则见患者四肢浮肿，患者因消渴病程日久，劳倦久病，气阴两虚又兼有脾肾亏耗，津液转输及气化失常，故发为水肿。食纳欠佳也与脾运化失司密切相关。病性属虚实夹杂，证属气阴亏虚，舌、脉亦为佐之。

本例中，该患者以"发现血糖升高15年，四肢麻木、水肿3月"为主诉入院，症状上以四肢末梢麻木疼痛、腰痛、全身水肿、食纳欠佳为主，且体格检查中患者四肢浮肿，经病史采集得知患者血糖一直控制不佳，故中医辨病为消渴　中消，因脾失健运，阴亏液耗，津不上承，故口渴；脾主四肢，脾虚则无以濡养四肢，故四肢麻木。患者因消渴病程日久，劳倦久病，气阴两虚又兼有脾肾亏耗，津液转输及气化失常，故发为水肿。病性属虚实夹杂，证属气阴亏虚，舌、脉亦为佐之。方中茯苓健脾，利水渗湿；姜半夏味辛温而燥，可燥湿化痰，散结消痞；白术又有健脾益气、燥湿之效；陈皮理气健脾燥湿、厚朴燥湿消痰，五药相配共奏燥湿健脾利水之功。酒白芍养血护肝，缓急止痛，炙甘草缓急止痛，二者相配用以缓解患者腰痛之兼症；磁石、远志安神镇惊，用以改善患者夜间睡眠；桑枝除湿、通利关节，鸡血藤舒筋活络，干姜温中散寒、回阳通脉，木瓜舒筋活络、和胃化湿；桂枝温通经脉、助阳化气，此五药相配，用以改善患者四肢末梢麻木疼痛。全方以健脾燥湿、温通经络为治疗大法，又对患者的疼痛、夜寐差之兼症进行对症治疗，标本兼治，故患者诸症得以改善。

中医辨证论治糖尿病前期医案 1 则
——气阴两虚证

一、病史资料

1.一般信息

袁某某，男，27岁，2022年12月29日，冬至。

2.病史

主诉：发现血糖升高半月。

现病史：患者于半月前自测血糖时发现血糖升高，此后患者间断自测指尖血空糖腹血糖5~6mmol/L，餐后2h血糖7~8mmol/L，故患者为求中药治疗前来甘肃省中医院内分泌科门诊就诊。刻下症见：神清，精神差，疲乏无力，食纳差，口干、口渴，夜寐尚可，小便尿色黄，无明显泡沫，无尿频尿急，大便调，近期体重无明显增减，余无特殊不适。舌质淡，舌体稍大，边有齿痕，苔白腻。脉滑。

既往史：否认高血压、心脑血管疾病、慢性胃病病史；否认家族相关遗传病史。门诊详询病史，行门诊检查，糖化血红蛋白测定、肝功能、肾功能测定：随机尿微量白蛋白：58mg/L；肾功能：空腹血糖：10.57mmol/L；糖化血红蛋白11.3%；血尿酸489umol/L；餐后2h血糖20.52mmol/L；谷丙转氨酶63U/L，谷氨酰转肽酶73U/L；余未见异常。予以中医辨证论治：消渴-中消-气阴两虚证，方选自拟参芪降糖方加减。（具体方药及用法用量：薏苡仁10g，苍术10g，酒黄精5g，葛根5g，天花粉6g，茯苓6g，升麻3g，泽泻6g，黄芪6g，党参5g，豆蔻5g，石膏15g，知母5g。7剂，每日1剂，分2次服用，免煎，200ml，中药口服。）

个人史及过敏史：无特殊。

月经及婚育史：已婚育。

家族史：无特殊。

3.体格检查

2022年12月29日，血压：129/82mmHg，心率：81次/min，呼吸：16次/min，体温：36.0℃。一般信息：患者诉食欲减退，口干口苦，小便尿色黄，无明显泡沫，无尿频尿急，大便规律，心前区未闻及病理性杂音；腹平软，无胃肠型蠕波动，无明显压痛，肝脾肋下未触及，肝脾肾区无叩击痛，膀胱浊音界正常，墨菲征阴性，肠鸣音正常，四肢肌力、肌张力正常，末梢感觉及血运、浅感觉正常。双下肢无水肿。生理反射存在，病理反射未引出。

二、辅助检查

2022年12月29日门诊，糖化血红蛋白测定、肝功能、肾功能测定：随机尿微量白蛋白58mg/L；肾功能：空腹血糖10.57mmol/L；糖化血红蛋白11.3%；血尿酸489mmol/L；餐后2h血糖20.52mmol/L；谷丙转氨酶63U/L，谷氨酰转肽酶73U/L；余未见异常。2023年1月12日门诊，肾功能：空腹血糖6.59mmol/L；血尿酸633umol/L；余未见异常。

三、中西医诊断与诊断依据

1.中医诊断（包括病名以及证候诊断）

主病主证：消渴病 气阴两虚证。

2.西医诊断（临床诊断或病理诊断）

2型糖尿病。根据患者的症状、体征可以明确。

四、干预措施

1.治疗方案

2022年12月29日，患者中医诊断以消渴病 中消 气阴两虚证为主病主证明确，综合其他症状及患者体质、当地气候等因素，选用参芪降糖方加味；其治法为：益气养阴、泻浊化湿。

方药：具体方药及用法用量：薏苡仁10g，苍术10g，酒黄精5g，葛根5g，天花粉6g，茯苓6g，升麻3g，泽泻6g，黄芪6g，党参5g，豆蔻5g，石膏15g，知母5g。7剂，每日1剂，分2次服用，免煎，200ml，中药口服。

2.医生嘱咐

按时服药，避风寒，忌辛辣刺激、肥甘厚腻、生冷寒凉之品，调畅情志，坚持健康饮食及运动，7d后再次评估。

五、疗效转归

服药后于2023年1月5日二诊，患者症见：神清，精神一般，疲乏无力较前好转，食纳欠佳，口干、口渴、喜饮水，夜寐尚可，小便尿色黄，无明显泡沫，无尿频尿急，大便调，近期体重无明显增减，余无特殊不适。舌质淡，舌体稍大，边有齿痕，苔白腻。脉滑。党参5g改为太子参10g。

2023年1月12日三诊，患者症见：神清，精神一般，疲乏无力较前好转，食纳恢复，口干、口渴较前明显缓解，夜寐尚可，小便尿色黄，无明显泡沫，无尿频尿急，大便调。舌质淡，边有齿痕，苔白厚，脉滑。肾功能：空腹血糖6.59mmol/L；血尿酸633umol/L；余未见异常。从二诊方去豆蔻5g，加木香5g。

2023年1月19日四诊，患者症见：神清，精神佳，疲乏无力较前明显好转，食纳恢复，口干、口渴较前明显缓解，夜寐尚可，小便尿色黄，无明显泡沫，无尿频尿急，大便调。舌质淡，边有齿痕，苔薄白。脉滑。从三诊方去太子参，加滑石10g，淡竹叶3g，升麻3~5g。

临证体会

患者以"发现血糖升高半月"为主诉，主症见疲乏无力，食纳差，口干、口渴、喜饮水，故中医诊断为消渴，其发生与肺、胃、肾的生理功能的异常密切相关，亦涉及到其他多个脏腑、经络，该患者神疲气短、口干口渴则为气阴两虚证的典型症状。

本例中，该患者以"发现血糖升高半月"为主诉，主症见疲乏无力，食纳差，口干、口渴、喜饮水，故中医诊断为消渴，其发生与肺、胃、肾的生理功能的异常密切相关，亦涉及到其他多个脏腑、经络，该患者神疲气短、口干口渴则为气阴两虚证的典型症状。故笔者辨治为气阴两虚证，选用自拟参芪降糖方加味，方中党参、太子参、黄芪、山药属于补气药，麦冬和枸杞子属于补阴药，滑石、知母，天花粉都属于滋阴清热药，茯苓和薏苡仁属于淡渗利水药。诸药合用，共奏益气养阴、滋脾补肾之功效，兼有木香行气，升麻、葛根升清。诸药合用，气阴平补，脾肝肾三脏调和，诸症悉平。

中医辨证论治糖尿病前期医案1则
——气阴两虚证

一、病史资料

1. 一般信息

孙某某，男，30岁，2022年11月18日，立冬。

2. 病史

主诉：发现血糖升高1月。

现病史：患者于1个月前自测血糖时发现血糖升高，空腹指尖血糖10.0mmol/L，此后间断自测指尖血糖，餐前血糖波动在6~10mmol/L，餐后血糖最高达14mmol/L，患者自行服用阿卡波糖片后血糖未下降至正常范围，现未明确诊断，故前来甘肃省中医院内分泌科门诊就诊。刻下症见：神清，精神差，疲乏无力，心烦，口干、口渴、口苦，纳差，夜寐尚可，二便调，近期体重无明显增减，余无特殊不适。舌尖红，苔薄白。双关、尺脉弱。

既往史：否认高血压、心脑血管疾病、慢性胃病、肾病病史；否认家族相关遗传病史。门诊详询病史，行糖化血红蛋白测定、肝肾功能测定、餐后2h血糖、胰岛素、C肽：空腹血糖：10.57mmol/L；糖化血红蛋白11.3%；血尿酸489mmol/L；餐后2h血糖20.52mmol/L；谷丙转氨酶63U/L，谷氨酰转肽酶73U/L；余未见异常。

个人史及过敏史：无特殊。

月经及婚育史：已婚育。

家族史：无特殊。

3. 体格检查

2023年2月9日，血压134/87mmHg，心率81次/min，呼吸20次/min，体温36.0℃。一般情况：患者神清，精神差，面色如常，双眼睑无浮肿，神疲气短，倦怠乏力，吐词清晰，思维正常；问答切题，能详细叙述病情症状。诉食欲欠佳，心烦、口苦、口干、口渴，心前区未闻及病理性杂音；腹平软，无胃肠型蠕波动，无明显压痛，肝脾肋下未及，肝脾肾区无叩击痛，膀胱浊音界正常，墨菲征阴性，肠鸣音正常，四肢肌力、肌张力正常，末梢感觉、血运及感觉正常。双下肢无水肿。生理反射存在，病理反射未引出。

二、辅助检查

2022-11-18门诊，胰岛素、C肽（空腹胰岛素）3.550μU/ml，（空腹C肽）1.710ng/ml；（1h胰岛素）13.130μU/ml、（1hC肽）3.530ng/ml；（2h胰岛素）11.540μU/ml、（2hC肽）4.070ng/ml。空腹血糖13.86mmol/L；糖化血红蛋白11.6%；血尿酸489mmol/L；餐后2h血糖25.35mmol/L；谷丙转氨酶60U/L，谷氨酰转肽酶62U/L；余未见异常。2022-12-09门诊，空腹血糖8.63mmol/L。2022-12-29门诊，尿常规：白细胞1+、尿蛋白+-。2023-01-19门诊，肾功能：葡萄糖6.19mmol/L。

三、中西医诊断与诊断依据

1.中医诊断（包括病名以及证候诊断）

主病主证：消渴病　气阴两虚证。

2.西医诊断（临床诊断或病理诊断）

2型糖尿病。根据患者的症状、体征可以明确。

四、干预措施

1.治疗方案

2022年11月18日，患者中医诊断以消渴病　中消　气阴两虚证为主病主证明确，综合其他症状及患者体质、当地气候等因素，选用自拟参芪降糖方合小柴胡汤加减；治法为：益气养阴、调和肝脾。

方药：柴胡10g，黄芩10g，法半夏10g，茯苓10g，酒大黄10g，太子参10g，升麻6g，荔枝核15g，五倍子15g，白术10g，黄连20g，炒鸡内金10g（冲服）。6剂，每日1次，1剂2次分服。

2.医生嘱咐

按时服药，避风寒，忌辛辣刺激、肥甘厚腻、生冷寒凉之品，调畅情志，坚持糖尿病饮食及运动，7d后再次评估。

五、疗效转归

服药后于2022年11月24日二诊，一诊后服药期间自测指尖空腹血糖7~8mmol/L，餐后2h血糖8~10mmol/L。刻下现症见：神清，精神一般，疲乏无力较前好转，心烦，口干，口苦较前改善，食纳恢复，夜寐差，多梦易醒，二便调。舌尖红，苔薄白，关脉尺脉弱。首诊方：所有药量均减半，去五倍子、鸡内金，加肉桂3g（后下），黄芪

6g，莲子心5g；14剂，每日一剂，一剂两次分服。

2022年12月09日三诊，空腹血糖8.63mmol/L。自测指尖空腹血糖6.2mmol/L。刻下症见：神清，精神一般，疲乏无力较前好转，心烦，口干、口苦较前改善，食纳可，夜寐差，多梦易醒，二便调。舌尖红，苔薄白，关脉尺脉弱。体重减轻1kg。倍酒大黄、加葛根，二诊方中西大黄增至6g，加葛根5g，30剂，每日1剂，1剂2次分服。

2022年12月29日四诊，尿常规：白细胞1+，尿蛋白+-。刻下症见：患者神清，精神尚可，疲乏无力较前好转，心烦、口干、口苦较前改善，食纳可，夜寐差，多梦易醒，二便调。舌尖红，苔薄白，关脉尺脉稍弱。持续规律减重1kg。三诊方去太子参改为党参，莲子心加党参6g，淡豆豉6g，14剂，每日1剂，1剂分2次分服。

2023年1月19日五诊，肾功能：葡萄糖6.19mmol/L。刻下症见：患者神清，精神一般，疲乏无力较前好转，心烦，善太息，口干、口苦较前明显改善，食纳可，夜寐差，多梦易醒，二便调。舌尖红，苔薄白，关脉尺脉弱。持续减重2.5kg。四诊方去淡豆豉，加槟榔6g，干姜3g，10剂，每日1剂，1剂分2次分服。

临证体会

患者以"发现血糖升高1月"为主诉，主症见口干口渴、口苦，故中医诊断为消渴，其发生与肺、胃、肾的生理功能的异常密切相关，亦涉及到其他多个脏腑、经络，该患者神疲气短，口干、口渴，心烦口苦，则为气阴两虚证兼见肝脾不和的症状。

本例中，该患者以"发现血糖升高1月"为主诉，主症见口干口渴、口苦，故中医诊断为消渴，其发生与肺、胃、肾的生理功能的异常密切相关，亦涉及到其他多个脏腑、经络，该患者神疲气短，口干、口渴，心烦口苦，则为气阴两虚证兼肝脾不和。故笔者辨治为气阴两虚证，选用自拟参芪降糖方合小柴胡汤加味，正如《医学衷中参西录》所言："消渴一证，多由于元气不升，此方乃升元气以止渴者也。"方中以黄芪为主，得葛根能升元气。而又佐以山药、知母、花粉以大滋真阴，使之阳升而阴应，自有云行雨施之妙也。用鸡内金者，因此证尿中皆含有糖质，用之以助脾胃强健，化饮食中糖质为津液也。用五味者，取其酸收之性，大能封固肾关，不使水饮急于下趋也。"后方中党参、黄芪、白术属于补气药，葛根、升麻升举清阳。柴胡升散，黄芩清热，二者共解少阳之邪，半夏具有和胃降逆（调和脾胃，使上逆的气机下降）止呕的功效，淡豆豉、茯苓、黄连清心除烦，佐以木香、荔枝核、槟榔行气，一则调和气血，二则助药行散防止滋腻。

中医辨证论治糖尿病前期医案1则
——气阴两虚证

一、病史资料

1.一般信息

宋某某，男，33岁，2023年1月19日，小寒。

2.病史

主诉：发现血糖升高10d。

现病史：患者无明显诱因于自测血糖时发现血糖升高，此后患者间断自测指尖血糖：空腹血糖波动在5~7mmol/L，本次患者为明确病因故前来甘肃省中医院内分泌科门诊就诊，2023年1月19日门诊初诊，以："发现血糖升高10d"来甘肃省中医科门诊就诊。刻下症见：神清，精神差，疲乏无力，偶有口干、口渴，常有饥饿感，食纳可，夜寐安，二便调，近期体重无明显增减，余无特殊不适。舌淡，舌体胖大，苔白厚腻，脉软弱而滑。

既往史：否认糖尿病病史，否认高血压病史，否认家族相关遗传病史。门诊详询病史，行OGTT试验及糖化血红蛋白测定、肾功能测定、血脂四项。空腹血糖为15.94mmol/L，餐后2h血糖为29.26mmol/L，甘油三酯为3.82mmol/L，糖化血红蛋白为12.50%，余未见异常。

个人史及过敏史：无特殊。

月经及婚育史：已婚育。

家族史：无特殊。

3.体格检查

2023年1月19日，血压：117/73mmHg，心率：81次/min，呼吸：20次/min，体温：36.0℃。一般情况：患者神清，精神差，面色萎黄，双眼睑无浮肿，神疲气短，倦怠乏力，但吐词清晰，思维正常；问答切题，能详细叙述病情症状。诉食欲较平时增强，口干口渴，大小便规律，心前区未闻及病理性杂音；腹平软，无胃肠型蠕波动，无明显压痛，肝脾肋下未及，肝脾肾区无叩击痛，墨菲征阴性，肠鸣音正常，四肢肌力、肌张力正常，末梢感觉及血运正常。双下肢无水肿。生理反射存在，病理反射未引出。

二、辅助检查

2023年1月19日门诊查糖化血红蛋白测定、肾功能测定、餐后2h血糖及血脂四项。肾功能：空腹血糖为15.94mmol/L；餐后2h血糖为29.26mmol/L；血脂四项：甘油三酯为3.82mmol/L；糖化血红蛋白为12.50%；余未见异常。2023年1月30日门诊，测指尖空腹血糖12.7mmol/L。2023年2月8日家中自测，晚睡前指尖血糖4.9mmol/L。2023年2月9日门诊，空腹指尖血糖6.2mmol/L。2023年2月16日门诊，测静脉空腹血糖5.50mmol/L，尿常规及肾功能未见异常。2023年3月2日门诊，测静脉空腹血糖5.03mmol/L，甘油三酯0.87mmol/L，尿常规、肾功能及血脂四项均未见异常。

三、中西医诊断与诊断依据

1.中医诊断（包括病名以及证候诊断）

主病主证：消渴病　气阴两虚证兼有痰湿。

2.西医诊断（临床诊断或病理诊断）

①2型糖尿病；②高脂血症。根据患者的症状、体征可以明确。

四、干预措施

1.治疗方案

2023年1月19日，患者中医诊断以消渴　气阴两虚兼有痰湿证为主病主证明确，综合其他症状及患者体质、当地气候等因素，选用藿朴夏苓汤加味；其功效为：燥湿芳化、生津止渴。方药：藿香5g，厚朴5g，法半夏10g，茯苓5g，生地5g，肉桂3g（后下），白术10g，桑螵蛸3g，乌药5g，黄连6g，天花粉5g，石膏15g，知母5g。10剂，每日1剂，1剂2次分服。

六诊舌象：

2.医生嘱咐

按时服药，避风寒，忌辛辣刺激、肥甘厚腻、生冷寒凉之品，调畅情志，坚持糖尿病饮食及运动，10d后再次评估。

五、疗效转归

服药后于2023年1月30日二诊，患者仍觉疲乏无力，口干口渴症状较前缓解，食纳正常，无多食易饥，夜寐可，二便调。舌淡，舌体胖大，苔白厚。脉软弱而滑。测指尖空腹血糖12.7mmol/L。治疗，10剂，免煎，每日1剂，1剂2次分服。

2023年2月9日三诊，患者疲乏无力较前缓解，口干口渴较前明显缓解，夜间睡眠欠佳，食纳可，二便调。舌淡，舌体胖大，苔白厚（较前已部分消退）。脉软弱而滑。测晚睡前指尖血糖4.9mmol/L，空腹指尖血糖6.2mmol/L。二诊方加制远志5g。10剂，免煎，每日1剂，1剂2次分服。

2023年2月16日四诊，患者活动后仍有疲乏无力感，无明显口干口渴，夜间睡眠欠佳，食纳可，二便调。舌淡，舌体胖大，苔白厚（较前已部分消退）。脉软弱而滑。测静脉空腹血糖5.50mmol/L，尿常规及肾功能未见异常。三诊方去半夏厚朴，远志，增加荔枝核6g，葛根10g，黄芪5g，麦冬10g，14剂，免煎，每日1剂，1剂2次分服。

2023年3月2日五诊，自诉服药后诸症悉平，测静脉空腹血糖5.03mmol/L，甘油三酯0.87mmol/L，尿常规、肾功能及血脂四项均未见异常。

2023年3月16日六诊，自诉服药后诸症悉平。

临证体会

本例中，该患者以"发现血糖升高10d"为主诉，见口干口渴、食欲异常故中医诊断为消渴，其发生与肝、脾、胃的生理功能的异常密切相关，亦涉及到其他多个脏腑、经络，该患者神疲气短、口干口渴则为气阴两虚证的典型症状，苔白腻、脉滑则见兼夹痰湿。故笔者辨治为气阴两虚兼有痰湿证，湿浊滞于中焦，非芳香化浊和燥湿醒脾之品，不能振奋已困脾阳，祛除黏腻湿浊。故方用藿香，宣通肺卫以疏表湿，使阳不内郁，则身热自解；藿香、厚朴芳香化湿；厚朴、半夏燥湿运脾，使脾能运化水湿，不为湿邪所困，则胸闷、肢倦、苔滑、白腻等证即愈。正如薛生白《湿温病篇》指出："湿温证初起，发热汗出胸闷，口渴舌白，湿伏中焦，宜藿香、蔻仁、杏仁、枳壳、桔梗、郁金、苍术、厚朴、草果、半夏、菖蒲、佩兰、六一散。"湿邪尽除，当选用玉液汤之类以益气养阴、顾护根本，以巩固疗效。正如《医学衷中参西录》所言：

"消渴一证，多由于元气不升，此方乃升元气以止渴者也。"方中以黄芪为主，得葛根能升元气。而又佐以山药、知母、花粉以大滋真阴，使之阳升而阴应，自有云行雨施之妙也。用鸡内金者，因此证尿中皆含有糖质，用之以助脾胃强健，化饮食中糖质为津液也。用五味者，取其酸收之性，大能封固肾关，不使水饮急于下趋也。"诸药合用，痰湿得除，气阴平补，肺脾肾三脏调和，诸症悉平。

中医辨证论治消渴医案1则
——气阴两虚证

一、病史资料

1.一般信息

刘某某，男，57岁，2022年12月6日，大雪。

2.病史

主诉：发现血糖升高6年，伴口干、眼干、泡沫尿1周。

现病史：患者6年前自测血糖时发现血糖升高，患者明确诊断为"2型糖尿病"后规律服用"阿卡波糖片"50mg po tid以降糖，自诉平时血糖控制尚可，1周前患者发现口干、眼干，并尿中含有大量泡沫，自测指尖空腹血糖>10.0mmol/L。2022年12月6日门诊初诊，以"发现血糖升高6年，伴口干、眼干、泡沫尿1周。"来内分泌科门诊就诊。刻下症见：神清，精神差，疲乏无力，口干，眼干，无口苦，纳可，夜寐安，二便调，近期体重无明显增减，余无特殊不适。舌质红，苔白厚腻。脉弱。

既往史：前列腺增生、肾功能不全病史，否认高血压病史、心脑血管疾病病史；否认家族相关遗传病史。门诊详询病史，行尿常规检测未见明显异常。

个人史及过敏史：无特殊。

月经及婚育史：已婚育。

家族史：无特殊。

3.体格检查

2022年12月6日，血压：117/73mmHg，心率：81次/min，呼吸：20次/min，体温：36.0℃。一般情况：患者神清，精神差，面色如常，双眼睑无浮肿，倦怠乏力，但吐词清晰，思维正常；问答切题，能详细叙述病情症状。诉口干眼干，大小便规律，心前区未闻及病理性杂音；腹平软，无胃肠型蠕波动，无明显压痛，肝脾肋下未及，肝脾肾区无叩击痛，墨菲征阴性，肠鸣音正常，四肢肌力、肌张力正常，末梢感觉及血运正常。双下肢无水肿。生理反射存在，病理反射未引出。

二、辅助检查

2022-12-6门诊，尿常规未见明显异常。2023-3-20兰州市第一人民医院：肌酐109μmol/L，尿酸567μmol/L，胱抑素C1.18mg/L，肾小球滤过率73ml/min，总前列腺特异抗体4.06ng/ml。2023年3月23日门诊，指尖空腹血糖6.7mmol/L。

三、中西医诊断与诊断依据

1.中医诊断（包括病名以及证候诊断）

主病主证：消渴病　气阴两虚证。

2.西医诊断（临床诊断或病理诊断）

①2型糖尿病；②慢性肾功能不全CKD4期；③前列腺增生。根据患者的症状、体征可以明确。

四、干预措施

1.治疗方案

2023年1月19日，患者中医诊断以消渴　气阴两虚证为主病主证明确，综合其他症状及患者体质、当地气候等因素，选用玉液汤加减；治法为：益气滋阴、生津止渴；方药：石膏30g，知母10g，天花粉15g，葛根20g，石斛15g，地骨皮10g，枸杞10g，菊花10g，北沙参10g，麦冬10g，玄参10g，白术10g，茯苓10g，乌药10g，盐益智仁10g，酒大黄10g。7剂，每日1剂，1剂2次分服，自煎200ml，中药口服。

2.医生嘱咐

按时服药，规律监测血糖，避风寒，忌辛辣刺激、肥甘厚腻、生冷寒凉之品，调畅情志，坚持糖尿病饮食及运动，7d后再次评估。

五、疗效转归

2022年12月13日二诊，刻下症见：神清，精神一般，疲乏无力较前缓解，口干、眼睛干明显缓解，口苦，夜间小便4次，自觉仍见不适，泡沫尿。舌质红，苔白，脉弱。方药：石膏30g，知母10g，天花粉15g，葛根20g，石斛15g，地骨皮10g，枸杞10g，菊花10g，北沙参10g，麦冬10g，玄参10g，白术10g，茯苓10g，乌药15g，盐益智仁10g，酒大黄10g，制巴戟天10g。7剂，每日1剂，1剂分2次分服用，自煎，200ml，中药口服。

2023年2月23日三诊，刻下症见：神志清，精神可，口干口苦较前缓解，乏力，眼睛干涩，无发热恶寒，无恶心呕吐，无腹痛腹泻，食纳可，夜寐差，夜间小便多，4~5次/晚，色黄，有泡沫，大便调，腰酸腰困。舌质红，苔白厚腻，脉弦。方药：肉桂6g（后下），黑顺片10g（先煎），干姜5g，熟地黄10g，山萸肉30g，牡丹皮10g，泽泻10g，地龙5g，制巴戟天5g，菟丝子10g，菊花10g，枸杞6g，夏枯草10g，茯苓15g，麸炒苍术10g，炒鸡内金10g（冲服）。7剂，每日1剂，1剂分2次分服，自煎，200ml，中药口服。并配合阿卡波糖片50mg po tid、盐酸二甲双胍缓释片0.5g po qd辅助降糖。

2023年3月2日四诊，刻下症见：神志清，精神可，口干口苦较前缓解，乏力较前好转，仍眼睛干涩，无发热恶寒无恶心呕吐，无腹痛腹泻，食纳可，夜寐差，夜间小便多，2~3次/晚，色黄，有泡沫，大便调，腰酸腰困。舌质红，苔白厚腻，脉弦。方药：肉桂6g（后下），黑顺片10g（先煎），干姜5g，熟地黄10g，山萸肉15g，牡丹皮10g，泽泻5g，地龙5g，制巴戟天5g，菟丝子10g，菊花10g，枸杞6g，夏枯草10g，茯苓15g，麸炒苍术10g，炒鸡内金10g冲服，煅磁石15g（先煎），桑螵蛸10g，乌药10g，盐益智仁10g，7剂，每日1剂，1剂分2次分服，自煎，200ml，中药口服。

2023年3月9日五诊，患者症见：神清，精神一般，仍存在口干、眼干，口苦较前好转，脸部烧灼感，夜间睡眠不佳（入睡可，梦多），夜尿4~5次，腰部、双下肢酸困。舌红苔白，脉滑。药方：黄芪15g，生地10g，苍术10g，玄参10g，葛根15g，天花粉15g，石斛10g，乌药10g，盐益智仁10g，桑螵蛸10g，首乌藤15g，合欢皮15g，煅磁石10g（先煎），黄连10g肉桂5g（后下）。7剂，每日1剂，1剂分2次分服，自煎，200ml，中药口服。

2023年3月23日六诊，刻下症见：神清，精神一般，夜间睡眠不佳（入睡可，梦多），夜尿4~5次，腰部、双下肢酸困，口干眼干、脸部烧灼较前明显好转，尿频、尿急，尿出不畅。舌暗，苔白厚腻，脉弦。2023年3月20日兰州市第一人民医院检查结果：肌酐109μmol/L，尿酸567μmol/L，胱抑素C1.18mg/L，肾小球滤过率73ml/min，总前列腺特异抗体4.06ng/ml。今晨测指尖空腹血糖6.7mmol/L。方药：黄芪15g，生地10g，苍术10g，玄参10g，葛根15g，首乌藤15g，合欢皮15g，煅磁石10（先煎），龙骨30g（先煎），牡蛎30g（先煎），猪苓10g，茯苓10g，泽泻10g，莲子心10g，灯心草10g，淡竹叶10g，7剂，每日1剂，1剂分2次分服，自煎，200ml，中药口服。

临证体会

　　本例中，该患者以"发现血糖升高6年，伴口干眼干、泡沫尿1周。"为主诉，故中医诊断为消渴，其发生与肝、脾、肾生理功能的异常密切相关，亦涉及到其他多个脏腑、经络，该患者倦怠乏力、眼干口干、脉弱则为气阴两虚证的典型症状。正如《医学衷中参西录》所言："消渴一证，多由于元气不升，此方乃升元气以止渴者也。"方中以黄芪为主，得葛根能升元气。而又佐以山药、知母、花粉以大滋真阴，使之阳升而阴应，自有云行雨施之妙也。用鸡内金者，因此证尿中皆含有糖质，用之以助脾胃强健，化饮食中糖质为津液也。用五味者，取其酸收之性，大能封固肾关，不使水饮急于下趋也。

中医辨证论治糖尿病前期医案 1 则
——气阴两虚证

一、病史资料

1.一般信息

洪某某，男，35岁，2022年2月9日，雨水。

2.病史

主诉：发现血糖升高2年。

现病史：患者于2年前自测血糖时发现血糖升高，外院就诊后诊断"2型糖尿病"，予以口服降糖药：二甲双胍片10mg po qd，血糖控制不佳，半年前体检时发现尿蛋白升高。本次患者为求中药治疗前来甘肃省中医院内分泌科门诊就诊。刻下症见：神清，精神差，疲乏无力，纳差，无口干、口渴，夜寐尚可，每日起夜1次，小便尿色为深褐色，无明显泡沫，无尿频尿急，大便调，近期体重无明显增减，余无特殊不适。舌质紫黯，舌体稍大，边有齿痕，苔薄白。左脉弦。

既往史：高血压病史，最高血压不超过160/90mmHg，口服降压药：缬沙坦胶囊80mg，每日一次，血压控制不佳；糖尿病病史2年；否认心脑血管疾病、慢性胃病病史；否认家族相关遗传病史。门诊详询病史，行糖化血红蛋白测定、肾功能测定、尿常规及尿微量白蛋白检测：随机尿微量白蛋白：58mg/L；空腹血糖：10.52mmol/L；糖化血红蛋白：7.6%；尿常规：尿蛋白1+；余未见异常。

个人史及过敏史：无特殊。

月经及婚育史：已婚育。

家族史：无特殊。

3.体格检查

2023年2月9日，血压：134/87mmHg，心率：81次/min，呼吸：20次/min，体温：36.0℃。一般情况：患者神清，精神差，面色萎黄，双眼睑无浮肿，神疲气短，倦怠乏力，吐词清晰，思维正常；问答切题，能详细叙述病情症状。诉食欲减退，小便尿色黄，无明显泡沫，无尿频尿急，大便规律，心前区未闻及病理性杂音；腹平软，无胃肠型蠕波动，无明显压痛，肝脾肋下未及，肝脾肾区无叩击痛，膀胱浊音界正常，墨菲征阴性，肠鸣音正常，四肢肌力、肌张力正常，末梢感觉及血运正常。双下肢无水肿。生理反射存在，病理反射未引出。

二、辅助检查

2022-12-13肾病科门诊，尿肾功：尿微量白蛋白20mg/L，尿N-乙酰-β-D-氨基葡萄糖苷酶：17.9U/L，尿蛋白定量：0.160g/L，尿β2-微球蛋白：0.6mg/L。2023-2-9门诊，随机尿微量白蛋白：58mg/L；肾功能：空腹血糖10.52mmol/L；糖化血红蛋白：7.6%；尿常规：尿潜血1+，尿蛋白1+；余未见异常。2023-3-2门诊，指尖空腹血糖6.7mmol/L。2023-3-9门诊，指尖空腹血糖6.9mmol/L。随机尿微量白蛋白：57mg/L；肾功能：空腹血糖7.36mmol/L；糖化血红蛋白：7.6%；尿常规：尿蛋白1+、尿潜血2+；尿红细胞位相人工法：畸形红细胞：56，尿红细胞总数：10个/ml，正常红细胞百分比：44%；余未见异常。

三、中西医诊断与诊断依据

1.中医诊断（包括病名以及证候诊断）

主病主证：消渴病　气阴两虚证。

2.西医诊断（临床诊断或病理诊断）

①2型糖尿病；②高血压病I级极高危。根据患者的症状、体征可以明确。

四、干预措施

1.治疗方案

2023年1月19日，患者中医诊断以消渴病　下消　气阴两虚证为主病主证明确，综合其他症状及患者体质、当地气候等因素，选用六味地黄丸加味；治法为：补益肝肾、泻浊化湿；方药：熟地黄5g，山萸肉5g，山药10g，泽泻5g，牡丹皮5g，茯苓5g，车前草5g，金樱子肉6g，盐巴戟天6g，土茯苓10g，水蛭3g，肉桂5g（后下），黄连3g，薏苡仁5g。7剂，每日1剂，1剂2次分服。

2.医生嘱咐

按时服药，避风寒，忌辛辣刺激、肥甘厚腻、生冷寒凉之品，调畅情志，坚持糖尿病饮食及运动，10d后再次评估。

五、疗效转归

服药后于2023年2月16日二诊，刻下症见：患者神清，精神一般，疲乏无力，食纳较前恢复，无口干、口渴，夜寐尚可，每日起夜1次，小便尿色为浓茶色，无明显泡沫，无尿频尿急，大便调，近期体重无明显增减，余无特殊不适。舌质紫黯，舌体稍大，边有齿痕，苔薄白。左脉弦。（具体方药及用法用量：熟地黄5g，山萸肉5g，泽泻3g，牡丹皮5g，茯苓5g，车前草5g，金樱子肉6g，盐巴戟天3g，土茯苓10g，水蛭3g，肉桂5g（后下），黄连3g，7剂，每日1剂，1剂2次分服。）

2023年3月2日三诊，刻下症见：患者神清，精神一般，疲乏无力较前好转，食纳较前明显改善，无口干、口渴，夜寐尚可，每日起夜1次，小便尿色为茶色（饮水后可变浅），无明显泡沫，无尿频尿急，大便调，近期体重无明显增减，余无特殊不适。舌质紫，舌体稍大，边有齿痕，苔薄白。左脉弦。指尖空腹血糖6.7mmol/L。（具体方药及用法用量：熟地黄5g，山萸肉5g，泽泻3g，牡丹皮5g，茯苓5g，车前草5g，金樱子肉6g，盐巴戟天3g，土茯苓10g，酒黄精10g，肉桂5g（后下），黄连3g，薏苡仁5g，石膏15g。7剂，每日1剂，1剂2次分服。）

2023年3月9日四诊，刻下症见：患者神清，精神尚可，疲乏无力较前好转，食纳恢复，无口干、口渴，夜寐尚可，小便尿色呈浅茶色，无明显泡沫，无尿频尿急，大便调，近期体重无明显增减，余无特殊不适。舌质淡红，舌体稍大，边有齿痕，苔薄白。左脉弦。指尖空腹血糖6.9mmol/L。随机尿微量白蛋白：57mg/L；肾功能：空腹血糖7.36mmol/L；糖化血红蛋白：7.6%；尿常规：尿蛋白1+、尿潜血2+；尿红细胞位相人工法：畸形红细胞：56，尿红细胞总数：10个/ml，正常红细胞百分比：44%；余未见异常。（主方：萹蓄6g，瞿麦6g，萆薢10g，土茯苓15g，大蓟5g，茜草5g，白茅根5g，黄芪10g，白术6g，血余炭5g，金樱子肉5g，虎杖5g。7剂，每日1剂，1剂2次分服。）

2023年3月16日五诊，刻下症见：患者神清，精神佳，未见疲乏无力，食纳可，无口干、口渴，夜寐尚可，小便尿色黄，无明显泡沫，无尿频尿急，大便调，无特殊不适。舌质淡红，舌体稍大，边有齿痕，苔薄白。脉弦。（主方：萹蓄6g，瞿麦6g，萆薢10g，土茯苓15g，大蓟5g，茜草5g，白茅根5g，黄芪10g，盐巴戟天3g，血余炭5g，金樱子肉5g，虎杖5g。7剂，每日1剂，1剂2次分服。）

舌象：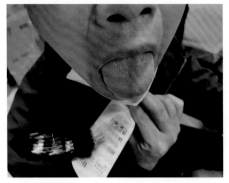

临证体会

本例中，该患者以"发现血糖升高2年"为主诉，主症见疲乏无力、食欲异常故中医诊断为消渴，其发生与肝、脾、肾的生理功能的异常密切相关，亦涉及到其他多个脏腑、经络，该患者神疲气短则为气阴两虚证的典型症状，因兼见小便尿色异常，并综合舌脉，故病位主在中下二焦。故笔者辨治为气阴两虚证，定脏在脾肾，选用六味地黄丸加味，方中重用熟地黄滋阴补肾，填精益髓，为君药。山萸肉补养肝肾，并能涩精；山药补脾养胃、生津益肺，亦能补肾涩精，共为臣药。三药相配，滋养肝脾肾，称为"三补"，但熟地黄用量倍以山萸肉和山药以补肾阴为主而固本。泽泻利湿泄浊，并防熟地黄之滋腻恋邪；牡丹皮清泄相火，并制山萸肉之温涩；茯苓淡渗脾湿，并助山药之健运，共为佐药。三药相配，渗湿浊，清虚热，称为"三泻"，平其偏性以治标。全方药仅六味，三补三泻，一则补药用量重于泻药，体现了以补为主的特点；二则虽肝脾肾三阴并补，但以补肾阴为主。清代张秉成《成方便读》对此方评价很高，说："此方大补肝、脾、肾三脏，真阴不足，精血亏损等证。古人用补，必兼泻邪，邪去则补乃得力。……（六药）相和相济，不燥不寒，乃王道之方也。"佐以大小蓟、白茅根、萹蓄等以利尿通淋。诸药合用，气阴平补，生清泄浊，诸症悉平。

中医辨证论治疗消渴医案1则
——气阴两虚证

一、病史资料

1.病史信息

单某某，男，66岁，2023年4月10日入院。

2.病史

主诉：血糖升高6年，伴四肢麻木1月

现病史：患者自述6年前无明显诱因出现胸闷、心慌、气短，在外院就诊，诊断为"冠状动脉粥样硬化性心脏病"，行"冠脉支架入术"，住院期间发现血糖升高，当时测空腹血糖在7nmol/L左右，诊断为"2型糖尿病"，给予"盐酸二甲双服缓释片0.5g po tid、阿卡波糖片50g po tid"控制血糖，自行监血糖，空腹血糖在7~8mmol/L之间，餐后2h血糖在11~12mmol/L之间。2年前曾因血糖升高在甘肃省中医院住院治疗，出院后长期使用此方案控制血糖，血糖控制尚可。近1个月出现四肢末梢麻木不适，冰凉刺痛，现为求系统诊治，遂来甘肃省中医院就诊，门诊以"2型糖尿病性周因神经病变"收治。

刻下症见：患者神志清，精神可，口干口渴，偶有胸闷气短，四肢末梢麻木不适，食纳可，夜寐可，二便调。舌质淡暗，苔黄腻，脉弦。近期体重无明显增减。

个人史及过敏史：既往行胆囊切除术。

月经及婚育史：已婚育。

家族史：无特殊。

3.体格检查

2023年4月10日入院，T：37.0℃，P：64次/min，R：19次/min，BP：153/78mmHg。一般情况：患者近期体重无明显增减。发育正常，营养良好，甲状腺未触及肿大及结节，压痛（－），听诊无血管杂音，四肢肌肉未见萎缩，肌张力正常，肌力正常，双下肢无浮肿，无皮损，10g尼龙丝检查浅感觉正常，直腿抬高试验（－）。身高168cm，体重68kg，BMI 24.09kg/cm。

二、辅助检查

入院测随机血糖：入院测随机血糖 12.3mmol/L、血酮 0.1mmol/L。胰岛素 C 肽（2h）（静脉血）：胰岛素（INS）（InsuLin）13.980μU/ml、C-肽（C-P）2.630ng/ml。肾功能测定（静脉血）：葡萄糖（GLU）13.54mmol/L、N-酰-β-D-葡萄糖酶（NAG）25.40U/L。血常规 CRP（静脉血）：红细胞分布宽度（RDW-SD）11.9×10^9/L。常规心电图检查（住院）：常规心电图检查（住院）：窦性心律，电轴左偏。心电图异常：左室肥大，一度房室阻滞，ST-T 改变。胸部 DR：胸部（正位）：双肺纹理重。颅脑 CT：颅脑（成像，平扫）：颅脑 CT 平扫未见明显异常，必要时进一步检查。彩超检查（肝、胆、胰、脾、双肾）+（泌尿系），肝囊肿打（多发）；胆囊炎、胆囊壁多发隆起性病变（息肉可能）；前列腺增生并钙化灶；胰、脾、双肾、输尿管、精囊腺声像图未见明显异常。彩超检查（心脏彩超）：左房增大，主动脉瓣轻度反流，二尖瓣轻度反流，左室收缩功能正常；心动过缓。彩超检查（颈部血管）：双侧颈动脉内中膜增厚伴左侧多发斑块形成；右侧锁骨下动脉显示段斑块形成；双侧颈内静脉、椎静脉超声未见明显异常。

三、中西医诊断与诊断依据

1. 中医诊断（包括病名以及证候诊断）

主病主症：消渴　湿热蕴阻证。

2. 西医诊断

结合患者症状体征、相关化验及检查即可明确诊断。

四、干预措施

1. 治疗方案

2023 年 4 月 10 日，在西医常规治疗基础上予以三仁汤合四妙丸加味，以宣畅气机，祛湿利水，清热利湿，调理胃肠，方药：杏仁 10g，薏苡仁 30g，豆蔻 15g，木通 10g，黄柏 10g，半夏 10g，滑石 20g，川牛膝 15g，苍术 20g，厚朴 10g，4 剂，水煎服，每日 1 剂，分 2 次服用。

2. 医生嘱咐

按时服药，避风寒，忌辛辣刺激、肥甘厚腻、生冷寒凉之品，调畅情志，4d 后再次评估。

五、疗效转归

2023 年 4 月 16 日二诊查房，患者神清，精神可，自诉口干口苦较前减轻，偶有胸闷气短，四肢末梢麻木感减轻，冰凉刺痛感较前缓解，食纳可，夜寐可，二便调，舌淡，苔黄，脉弦，继续服中药3剂。

2023年4月20日三诊查房，患者神清，精神可，自诉口干口苦较前明显好转，四肢末梢麻木感较前明显缓解，无冰凉刺痛感，偶有胸闷气短，但日常活动不受限，二便调，舌淡红，苔薄白，脉弦，余无特殊不适。结合舌脉，可判定为诸症悉平，根据中医学中病即止的基本原则，予以停药，停药期间内无症状反复及其他不适症状的出现，于2023年4月20日自动出院。

临证体会

患者以"血糖升高6年，伴四肢麻木1月"为主诉，伴胸闷气短、四肢末梢麻木不适，测随机血糖12.3mmol/L，血酮0.1mmol/L，食纳可，夜寐可，二便调。舌质淡暗，苔黄腻，脉弦。近期体重无明显增减。患者以血糖升高伴四肢麻木为主要症状，中医诊断为消渴。患者为老年男性，既往冠状动脉粥样硬化型心脏病，此次血糖控制不佳，伴四肢麻木不适，口干口苦。因湿热蕴阻中焦，致使中焦气机阻滞，不能运化输布津液，津液不能上承濡养口唇，故出现口干，无以濡养四肢，且病久湿热下注痹阻经脉，使经脉气血不通，故出现四肢麻木不适，辨证为湿热蕴结证，舌脉亦佐证。患者体内湿热较重，湿热阻滞人体气机，使气机不畅，故出现多种病症，因此用三仁汤合四妙丸加减治疗，祛除体内湿热，使人体气机通畅，病症消除。

本例中，患者有糖尿病、冠心病等基础病史，其中糖尿病病史6年，长期的高血糖状态影响周围神经系统，出现周围神经系统的病变，如远端对称性多发性神经病变，主要表现为手足远端袜套样感觉等症状。中医辨病为消渴，结合患者症状舌脉，辨证为湿热蕴结证。湿热阻滞胸中，使胸中气机不畅，出现胸闷气短，阻滞于中焦，出现口干口苦，阻滞于下焦，痹阻经脉，阻碍气血运行，血行不畅不能濡养四肢关节故出现四肢麻木不适。故用三仁汤合四妙丸加减以宣畅气机，祛湿利水，清热利湿，调理胃肠。三仁汤集芳香化湿、淡渗利湿、苦温燥湿于一体，使上焦气机通畅，中焦水湿运化自如，下焦邪有出路，通过大小便而出；四妙丸主治湿热下注之痹证，方中苍术、黄柏清热燥湿，牛膝强壮筋骨，引药下行，薏苡仁具有健脾利湿，清热除痹之作用，加用厚朴行气，使全身气机通畅，邪有出路。诸药合用，使病症悉除。

中医辨证论治口渴多饮伴视物模糊案1例
——气阴两虚证

一、病史资料

1.一般信息

王某某，男，67岁，入院时间，2023.04.24

2.病史

主诉：间断口渴多饮15年余，伴视物模糊半年。

现病史：患者自述于15年前口干、口渴、多饮，多尿，见泡沫尿，体重明显下降，当时于940医院（安宁分院）住院治疗，测得最高血糖为19mmol/L，经相关检查后确诊为"2型糖尿病"当时降糖方案为：盐酸二甲双胍片0.5g po tid、瑞格列奈片1mg po tid。期间多次就诊940医院（安宁分院），调节血糖。半年前患者上述症状加重，出现视物模糊，当时未诊治，今为求进一步治疗，就诊于我院我科，门诊以"2型糖尿病性周围神经病"收住内分泌科。

个人史及过敏史：无特殊。

既往史：高血压15年。

婚育史：已婚育。育有1子

家族史：高血压家族病史。

3.体格检查

血压：173/107mmHg，心率：93次/min，呼吸：20次/min，体温：36.2℃。一般情况：患者神清，面色暗黄，慢性病容，双眼睑无浮肿，神疲气短；语声沙哑，但吐词清晰，思维正常；问答切题，能详细叙述病情症状，心前区未闻及病理性杂音；腹平软，无胃肠型蠕波动，右上腹、右中腹压痛轻微，余腹无明显压痛，肝脾肋下未及，肝脾肾区无叩击痛，墨菲征阴性，肠鸣音正常，四肢肌张力Ⅰ级，病理反射未引出。

二、辅助检查

入院测空腹血糖16.2mmol/L，血酮0.1mmol/L。

三、中西医诊断与诊断依据

1. 中医诊断

主病：消渴 气阴两虚证。

2. 西医诊断

①2型糖尿病性周围神经病；②2型糖尿病性周围神经病；③2型糖尿病性周围血管病变；④2型糖尿病性肾病；⑤高血压病3级极高危；⑥高脂血症；⑦锁骨下动脉斑块；⑧慢性萎缩性胃炎；⑨胆囊息肉；⑩甲状腺结节；⑪前列腺增生。

四、干预措施

1. 治疗方案

西医常规治疗控制血糖，控制血压外，患者中医诊断以上消 气阴两虚证为主病主证明确，中医予以主方，处方如下：藿香10g，佩兰10g，姜半夏10g，茯苓15g，苦杏仁15g，豆蔻10g，薏苡仁30g，泽泻10g，通草6g，滑石30g，淡竹叶15g，厚朴10g。中药6剂，每日2次，煎药机煎药200ml，中药口服。代煎，口服，每日1剂，1剂2次分服。

2. 医生嘱咐

按时服药，避风寒，忌辛辣刺激、肥甘厚腻、生冷寒凉之品，调畅情志，5d后再次评估。

五、疗效转归

2023年4月29日患者二诊，患者口渴多饮，视力模糊明显好转。无明显其他不适症状，结合舌脉，可判定为诸症悉平，考虑到患者特殊的身体体质，以及中医学中病即止的基本原则，予以停药，停药期间内无症状反复及其他不适症状的出现，待其他指标平稳后，于2023年4月29日出院。

临证体会

中医辨病辨证依据：患者为老年男性，以乏力口干口渴多饮，多尿为主要症状，当属中医学"消渴病"的范畴。患者内火灼肺，肺为水之上源，若燥热伤肺，则津液不能输布而口干口渴多饮，津液直趋下行，随小便排出体外，故尿多。阴虚为本，燥热为标，病性属虚实夹杂，证属气阴两虚证，舌、脉亦为佐之。故属：上消气阴两虚证。故用三仁汤加减，以宣畅气机、清利湿热。杏仁有宣肺止咳的功效，白蔻仁有健脾利湿的功效，薏苡仁有渗利水湿的功效，配合使用可以起到宣畅气机、清利湿热的作用。

中医辨证恶心呕吐伴血糖升高1例
——脾肾两虚证

一、病史资料

1.一般信息

王某某，男，57岁，2023年4月29日入院。

2.病史

主诉：恶心呕吐伴血糖升高1d。

现病史：患者及家属诉20年前体检时发现血糖升高，在外院诊断为"2型糖尿病"，给予口服降糖药控制血糖（具体不详），2年前因"恶心、呕吐、头晕、意识模糊"就诊于当地医院，诊断为"2型糖尿病性酮症酸中毒"，治疗后症状未见明显好转，后就诊于"西安交通大学第二附属医"，诊断为"糖尿病性胃轻瘫"对症治疗后好转出院，出院后长期"门冬胰岛素30注射液早14IU晚10IU皮下注射控制血糖，血糖控制欠佳，自测空腹血糖10~12mmol/L，餐后2h血糖20mmol/L左右，患者于昨日无明显诱因出现恶心呕吐，伴血糖升高，伴身体疲乏无力无意识丧失，无肢体麻木无力等症状，患者未予重视，今日患者仍恶心呕吐，家属为求明确诊治。来至甘肃省中医院门诊，门诊查尿常规：酮体3+。门诊以"2型糖尿病性酮症"收住入院。

个人史及过敏史：无特殊。

婚育史：已婚育，育有1子。

家族史：否认家族史。

3.体格检查

血压：151/81mmHg，心率：78次/min，呼吸：19次/min，体温：36.2℃。一般情况：患者神清，面色暗黄，慢性病容，双眼睑无浮肿，神疲气短；语声沙哑，但吐词清晰，思维正常；问答切题，能详细叙述病情症状，心前区未闻及病理性杂音；腹平软，无胃肠型蠕动波，右上腹、右中腹压痛轻微，余腹无明显压痛，肝脾肋下未及，肝脾肾区无叩击痛，墨菲征阴性，肠鸣音正常，四肢肌张力Ⅰ级，病理反射未引出。

二、辅助检查

入院测空腹血糖15.4mmol/L，血酮1.3mmol/L。

三、中西医诊断与诊断依据

1.中医诊断

中医辨病辨证依据，患者为中老年男性，本案患者呈一派心阳不足、水气犯溢之象，符合苓桂术甘汤证的核心病机，故用之温阳化气、利水降逆。阴虚阳亢多风，而阳衰阴盛多动水。苓桂术甘汤既能温心阳，又能水气、降逆气。配以藿香厚朴半夏佩兰宽胸理气，化湿和胃，配以焦三仙消积化滞。

2.西医诊断

①2型糖尿病性酮症；②糖尿病性胃轻瘫。

四、干预措施

1.治疗方案

西医治疗除补液，补充胰岛素，纠正电解质外，给予中药汤剂治疗：半夏10g，茯苓30g，桂枝10g，白术15g，炙甘草10g，藿香10g，佩兰10g，厚朴10g，炒麦芽30g，炒神曲15g，焦山楂15g。中药9剂，每日1剂，1剂2次分服，免煎200ml。

2.医生嘱咐

按时服药，避风寒，忌辛辣刺激、肥甘厚腻、生冷寒凉之品，调畅情志，5d后再次评估。

五、疗效转归

2023年5月4日二诊，患者恶心，呕吐明显好转。无明显其他不适症状，结合舌脉，可判定为诸症悉平，考虑到患者特殊的身体体质，以及中医学中病即止的基本原则，予以停药，停药期间内无症状反复及其他不适症状的出现待其他指标平稳后，于2023年5月4日出院。

瘿病病例汇总

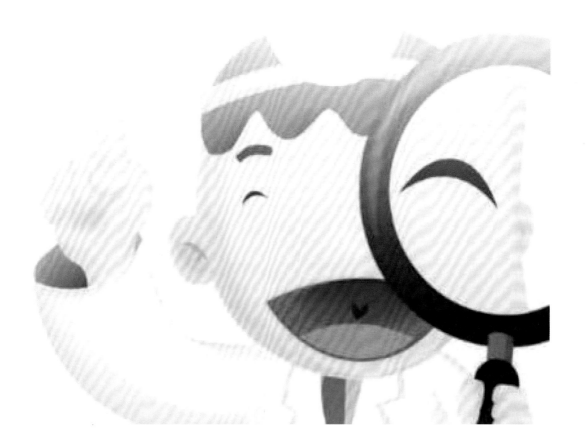

甲状腺功能亢进症病证结合诊疗指南
（2021）

中国医师协会中西医结合医师分会内分泌与代谢病学专业委员会

一、概念

甲状腺功能亢进症（Hyperthyroidism）简称"甲亢"，是甲状腺激素分泌过多导致机体兴奋性增高和代谢亢进为主要表现的一组临床综合征，Graves病是其最常见类型。本病属中医"瘿病""瘿气"范畴，中医治疗优势独特。

二、辨证论治

1.病证结合，分期辨证

甲亢以阴虚为本，相火妄盛为标，气滞、痰凝、血瘀是本病的基本病理因素。

（1）甲亢早期，为初诊初治期，血清TSH降低，FT3、FT4及TRAb升高。中医证属肝失疏泄，肝郁气滞证；或气滞化火伤阴而见阴虚阳亢证。

（2）甲亢中期，为抗甲状腺药物（ATDs）减量期，血清FT3、FT4正常，TSH及TRAb尚未恢复正常。中医证属阴虚阳亢，耗气伤阴之气阴两虚证。

（3）甲亢后期，为ATDs维持量期，血清FT3、FT4、TSH正常，TRAb升高或正常。中医证属痰气交阻，血行不畅之痰凝血瘀证。

2.病证结合，分期论治

（1）早期

①肝郁气滞证

症状：颈前喉结两旁结块肿大，质地柔软，目胀，喜太息，胸胁胀痛，舌淡红，苔白，脉弦。本证多见于老年淡漠型甲亢患者。

治法：疏肝理气。

方药：四逆散（《伤寒论》）或柴胡疏肝散（《景岳全书》）加减。柴胡、芍药、陈皮、当归、香附、川芎、枳壳。

②阴虚阳亢证

症状：颈前喉结两旁结块肿大，一般柔软光滑，怕热多汗，急躁易怒，眼球突出，手颤，心悸失眠，食纳亢进，形体消瘦，口干咽燥，月经不调，舌红，苔薄黄或少苔，脉弦细数。

治法：滋阴潜阳。

方药：阿胶鸡子黄汤（《重订通俗伤寒论》）加减。阿胶、鸡子黄、生地黄、白芍、女贞子、天麻、钩藤、茯苓、生牡蛎、浙贝母、石决明。

（2）中期

气阴两虚证

症状：颈前喉结两旁结块无明显肿大，神疲乏力，气促多汗，口咽干燥，五心烦热，心悸失眠，健忘，形体消瘦，大便溏薄，舌红，少苔，脉细或虚数。

治法：益气养阴，宁心安神。

方药：天王补心丹（《校注妇人良方》）或参芪地黄汤（《杂病源流犀烛》）加减。党参、茯苓、玄参、丹参、桔梗、远志、当归、五味子、麦冬、柏子仁、酸枣仁、生地黄。

（3）后期

痰瘀互结证

症状：颈前瘿肿，按之较硬或有结节，肿块经久未消，胸闷纳差，舌紫暗或有瘀斑，舌苔薄白或白腻，脉弦或涩。

治法：理气活血，化痰消瘿。

方药：桃红四物汤（《医宗金鉴》）合二陈汤（《太平惠民和剂局方》）加减。桃仁、红花、当归、赤芍、白芍、川芎、法半夏、陈皮、茯苓、苍术、浙贝母、山慈菇、僵蚕。

三.病证结合治疗

1.辨症状治疗

（1）心悸：甲亢患者心悸以快速型为主，极少部分出现Ⅱ、Ⅲ度房室传导阻滞。甲亢合并房颤或室早者，加生龙骨、生牡蛎、磁石、远志、玄参、百合；合并房室传导阻滞者，合用炙甘草汤。

（2）怕热多汗：加五味子、黄芪、浮小麦、太子参。

（3）失眠：加酸枣仁、柏子仁、夜交藤、合欢皮。

（4）乏力：加黄芪、党参、甘草、太子参。

（5）大便频：加山药、茯苓、泽泻、薏苡仁。

（6）月经量少：加当归、红花、生地黄、川芎。

2. 辨体征治疗

（1）突眼：甲状腺相关眼病（TAO）包括浸润性突眼和非浸润性突眼。浸润性突眼一般采取激素冲击治疗，其中威胁视力的突眼转到眼科治疗。本指南仅针对非浸润性突眼。突眼，伴目眦红肿，急躁易怒者，属肝火亢盛，宜合用龙胆泻肝汤加减；伴眼干目涩，腰酸耳鸣者，属肝肾阴虚，宜合用杞菊地黄丸或二至丸加减；伴舌质瘀点，苔白腻，脉滑或涩者，属痰瘀阻络者，可加鸡血藤、夜交藤、川牛膝、川芎、浙贝母、猫爪草。

（2）甲状腺肿：

①甲状腺肿Ⅰ度：颈前肿大，质软或稍硬，伴颈前胀闷不舒，舌暗红，苔白腻，脉滑，属痰气郁结证，宜合用消瘰丸合半夏厚朴汤加减。

②甲状腺肿Ⅱ度：颈前肿大，质韧或硬，或可以扪及结节，结节大小不等，或一侧肿大明显，舌边有瘀点，脉弦，属痰瘀互结证，加王不留行、急性子、桃仁、鬼箭羽、土鳖虫和水蛭。若甲状腺肿致压迫症见持续性声音嘶哑及吞咽、呼吸困难者，建议手术治疗。

（3）震颤：

①局部震颤：舌颤或手抖，伴头目胀痛，急躁易怒，腰膝酸软等肝阳上亢的表现时，宜合用天麻钩藤饮加减，可加白蒺藜、决明子、白芍。

②全身震颤：主要是四肢震颤，伴四肢乏力，夜间尤甚，烦躁失眠等阴虚阳亢的表现时，宜合用三甲散加减，可加僵蚕、牡蛎、木瓜。

（4）胫前黏液性水肿：

①轻度：下肢肿胀，皮色不变，时有胀痛或时痒，神疲气短，舌红苔白腻，脉沉细。属气虚湿盛型，宜合用防己黄芪汤加减。

②重度：下肢肿胀黯红或紫黯，或发热感，局部结节或连片成块，可呈象皮腿状，舌红苔薄黄，脉弦数。属湿热下注、瘀血阻络型，宜合用当归拈痛汤加减。

3. 辨指标治疗

（1）肝损伤：甲亢及ATDs治疗期间均可能引起肝损伤，因此在初诊时即开始监测肝功是必要的。肝酶增高者，加水飞蓟、垂盆草、栀子、鸡骨草、白芍、五味子；见黄疸者，加茵陈、虎杖、田基黄。

（2）白细胞及粒细胞减少：甲亢对血液系统最常见的影响为白细胞及粒细胞减少（白细胞低于$3×10^9$/L或中性粒细胞低于$1.5×10^9$/L），在ATDs治疗前后均可发生，因此在诊疗过程中应当监测。有白细胞或粒细胞减少时，加黄芪、党参、当归、阿胶。

4.专病专方专药

（1）富碘中药

①富碘中药的定义及碘含量：综合目前有关中药饮片碘含量的测定结果，常用中药饮片中碘含量为0.0016mg/g；海藻、昆布、海带饮片的中碘含量为0.8146mg/g，其饮片碘含量远高于其他常用中药故称为富碘中药。

②推荐应用富碘中药指征：

a.ATD不耐受且拒绝131 I或手术治疗的GD患者（Ⅱ级）；

b.轻中度GD，血清FT4和TRAb水平小于实验室所能测定的范围上限且患者愿意接受中药治疗（V级）；

c.如果富碘中药治疗无效可以配合小剂量的ATD（V级）。

③富碘中药治疗GD的剂量建议为单药5～30g，疗程一般为3个月，治疗过程中2周监测1次甲功，根据结果调整用量和疗程。重度GD如血清FT4和TRAb水平大于实验室所测定的范围上限的患者应慎用。治疗过程中应注意可能会出现的碘过敏样反应及碘脱逸现象。

（2）调节免疫中药

①抑制免疫：昆明山海棠、雷公藤、穿山龙、猫爪草均可改善甲状腺功能，具有免疫抑制作用，孕妇禁服，不宜过量或久服，注意监测肝肾功。

②提高免疫：常用女贞子、墨旱莲、黄精健脾益肾，补气养阴。其药理学证明可提高免疫功能。

③双向调节：黄芪、人参、麦冬、五味子可改善甲状腺功能，具有双向调节免疫功能。

（3）对药见表1。角药见表2。专病专方见表3。

表1 对药

对药	作用	证据等级
浙贝母+水蛭	降低TRAb水平	V
柴胡+黄芩	改善甲状腺激素水平	V

对药	作用	证据等级
墨旱莲+女贞子	改善甲状腺激素水平	V
僵蚕+钩藤	改善TAO眼部肌肉痉挛	V

表2 角药

角药	作用	证据等级
夏枯草+黄芩+栀子	降低TRAb水平	V
浙贝母+连速+夏枯草	降低TRAb水平	V

表3 专病专方

专病专方	作用	证据等级
清肝泻心汤	改善甲状腺功能,减少MMI不良反应	IIb
滋阴降火散结方	改善甲状腺功能,降低TRAb水平	IIb
通络明目方	改善TAO突眼度	IIb

（4）中成药治疗

中成药治疗甲亢同样具有较大优势，应在中医辨证基础上使用。但普遍存在禁忌证不明确的问题。

①甲亢宁胶囊：

功效：滋阴潜阳，软坚散结。

适应证型：阴虚阳亢。

改善指标：FT3、FT4、TSH、ALT。

用法用量：口服，5粒／次，3次/d。

②甲亢灵胶囊：

功效：滋阴潜阳，软坚散结。

适应证型：阴虚阳亢。

改善指标：FT3、FT4、TSH。

用法用量：口服，4粒/次，3次/d。

③抑亢丸：

功效：滋阴潜阳，豁痰散结。

适应证型：阴虚阳亢。

改善指标：FT3、FT4、TSH。

用法用量：口服，5g/次，2次/d。

④夏枯草颗粒：

功效：清火明目，散结消肿。

适应证型：肝火旺盛。

改善指标：FT3、FT4、TSH。

用法用量：口服，3g/次，2次/d。

四、病证结合康复

甲亢受心理、睡眠、饮食等因素的影响。膳食、针刺、中药穴位贴敷等方法对该病康复有益。根据患者不同证型分别予药膳、针刺、中药贴敷及心理疏导治疗。

1.药膳

（1）酸枣仁饮

膳食配方：炒酸枣仁、百合各15g，莲子心3g。

制作及服法：水煎代茶饮。

适用患者：甲亢患者合并不寐。

（2）黄花菜汤

膳食配方：黄花菜50g，甘草3g，白芍、郁金、合欢花、柏子仁、陈皮各6g。

制作及服法：水煎服。

适用患者：甲亢患者合并焦虑。

（3）鲫鱼粥

膳食配方：鲫鱼100g（去鳞、鳃及内脏），用纱袋装，糯米50g。

制作及服法：共煮粥食用。

适用患者：甲亢患者合并胫前黏液水肿。

（4）猪肾栗子粥

膳食配方：猪腰子150g，栗子肉30g（捣碎），枸杞子15g，大米50g。

制作及服法：煮粥常食。

适用患者：甲亢患者合并肌无力。

2.针刺疗法

（1）肝郁气滞证

主穴：肝俞、风池、内关、水突。

加减：瘿肿明显者，加刺瘿肿局部；烦躁失眠者，加神门。

针刺手法：以上诸穴均用泻法，强刺激留针30min。

（2）肝郁化火证

主穴：太冲、太溪、三阴交、足三里、内庭。

加减：突眼明显者，加风池、睛明、攒竹、鱼腰、四白、瞳子髎；心悸明显者，加神门。

针刺手法：太冲、风池、足三里、内庭穴皆用泻法，强刺激；太溪、三阴交穴用补法，中等刺激；攒竹、鱼腰、四白、穴皆用瞳子髎平补平泻。以上诸穴均留针30min。

3.中药外敷

（1）甲状腺肿外敷

①瘿肿消软膏：大黄、栀子、青黛、浙贝母、夏枯草、莪术、薄荷、冰片等，研末加凡士林调成糊状，涂在纱布及敷料上，敷贴甲状腺部位，2~3h/次，2次/d。用于治疗伴甲状腺肿的甲亢。

②黄药子15g，生大黄20g，僵蚕15g，土鳖虫20g，贯众15g，连翘20g，明矾15g，共为细末，用醋、黄酒调成糊，湿敷患处，换药1次/3d。用于治疗伴甲状腺肿的甲亢。

（2）突眼外敷：蒲公英30g，夏枯草30g，薄荷15g，红花10g，草决明10g，明矾10g，煎水待温洗眼，1次/d。用于治疗非浸润性TAO。

甲亢的治疗不能单纯依靠药物，而忽视患者的心理。甲亢患者多有焦虑情绪，病情复发也与情绪异常密切相关，所以情志护理极为重要。

甲状腺结节病证结合诊疗指南（2022）

中国医师协会中西医结合医师分会内分泌与代谢病学专业委员会

一、概念

甲状腺结节（thyroidnodule）是由各种原因导致甲状腺内一个或多个组织结构异常的团块，多在触诊或超声检查中发现，是最常见的甲状腺疾病之一。触诊的患病检出率为4%～7%，高分辨率B超检出率高达19%～67%。本病属中医"瘿病""瘿瘤""肉瘿"等范畴，中药治疗甲状腺结节在改善临床症状，缩小结节体积，改善热消融及手术并发症等方面具有明显优势，且不良反应较小。

二、中医辨证标准

甲状腺结节主要与情志内伤、饮食失调、环境和体质因素等有关。长期喜怒不节、忧思过度，使得气机郁滞，肝失条达，脾失健运，痰湿内生，凝结颈前，日久血脉瘀阻，脏腑失调，气血阴阳亏虚，损伤人体正气。病位主要在肝脾，与五脏相关。根据病情可为：实证。长期情志不畅，忧思恼怒，气机郁滞，津凝痰聚，致痰气郁结证；忧恚郁怒，郁久化火，致肝火旺盛证。痰气郁结，血行不畅，致痰瘀互结证；痰凝血瘀兼虚证。体质素虚，邪滞不去，酿生瘿瘤或瘿瘤日久，正气亏虚，可兼脾气虚弱；脾肾阳虚，阴虚火旺和气阴两虚证，但痰凝血瘀贯穿始终。

三．辨证论治

1.实证

（1）痰气郁结证

临床表现：颈前结块，质软不痛，胸胁胀闷，精神抑郁，胸闷，善太息，咽喉不利，脘胀纳呆，大便黏滞，女子乳房胀痛，月经紊乱，甚则闭经。舌淡、苔薄白或腻，脉弦或滑。本证多见于良性甲状腺结节（C-TIRADS2～3类结节）。彩超多提示单纯性低回声结节，数目较少，结节性质比较单一。甲状腺功能多正常。

治法：疏肝理气，化痰散结。

组方：四海舒郁丸（《疡医大全》）加减。

药物：青木香、陈皮、海螵蛸、昆布、海带、海藻、海蛤粉、浙贝母、川芎、当归、夏枯草、茯苓等。

（2）肝火旺盛证

临床表现：颈前结块，或轻度肿大，质较硬，烦热汗出，急躁易怒，面红目赤，心烦失眠，头晕耳鸣，口苦，月经紊乱，舌质红、苔薄黄，脉弦数。本证多见于甲状腺结节伴甲状腺机能亢进（甲亢）、神经官能症、围绝经期综合征。彩超多提示结节回声不均、血流丰富。甲状腺功能显示游离三碘甲状腺原氨酸（FT3）和游离甲状腺激素（FT4）可正常或升高，促甲状腺激素（TSH）多降低。

治法：清肝泻火，消瘿散结。

组方：栀子清肝汤（《医学入门》）合消瘰丸（《医学心悟》）加减。

药物：柴胡、栀子、牡丹皮、茯苓、川芎、白芍、当归、牛蒡子、黄芩、黄连、夏枯草、玄参、浙贝母、牡蛎等。

（3）痰瘀互结证

临床表现：颈前结块，经久未消，按之较硬，或伴触痛，面色灰暗，胸闷痰多，心悸怔忡，胸中刺痛，纳差，口渴欲饮，经行少腹刺痛，血块量多，舌质紫暗，或舌有瘀斑、苔薄白或白腻，脉弦或涩。本证多见于C-TIRADS3或4A类结节，或伴甲亢后期。彩超多提示为伴血流的低回声结节，或者为低回声结节，结节回声不均匀，或伴钙化、纤维化。甲状腺功能正常，或FT3、FT4升高，TSH降低。治法：理气活血，化痰消瘿。

组方：海藻玉壶汤（《外科正宗》）合桃红四物汤（《医宗金鉴》）加减。

药物：海藻、昆布、贝母、半夏、青皮、陈皮、当归、川芎、连翘、桃仁、红花、生地黄、白芍等。

2.痰凝血瘀兼虚证

（1）痰凝血瘀兼脾气虚弱证

临床表现：颈前结块，质韧，面色少华，胸闷不舒，脘腹胀满，胃纳不香，大便溏薄，舌质淡、苔薄白，脉细。本证多见于甲状腺结节伴桥本甲状腺炎（甲状腺功能正常期）。彩超多提示低回声结节，形态规整，甲状腺实质回声弥漫性减低。甲状腺功能属正常，多见甲状腺过氧化物酶抗体（TPOAb）、甲状腺球蛋白抗体（TgAb）升高。

治法：益气健脾，化痰散结。

组方：六君子汤（《医学正传》）加减。

药物：黄芪、人参、白术、茯苓、陈皮、半夏、浙贝母、夏枯草、猫爪草等。

（2）痰凝血瘀兼脾肾阳虚证

临床表现：颈前可触及结节，常伴弥漫性肿大，畏冷肢凉，神疲嗜睡，脘腹胀满，纳呆，气短乏力，喜饮温水，下腹冷痛，大便稀薄，舌胖大、边有齿痕，苔白腻，脉沉无力。本证多见于甲状腺结节伴甲状腺功能减退（亚急性甲状腺炎甲状腺功能减退期、桥本甲状腺炎甲状腺功能减退期、产后甲状腺炎甲状腺功能减退期）。彩超多提示低回声结节，甲状腺实质回声以弥漫性减低，有线状强回声。甲状腺功能显示 FT3、FT4 降低，TSH 升高，或 TPOAb、TgAb 升高。

治法：温肾健脾，消肿散结。

组方：补中益气汤（《脾胃论》）合真武汤（《伤寒论》）加减。

药物：黄芪、白术、陈皮、升麻、柴胡、党参、当归、茯苓、白芍、生姜、附子、浙贝母、夏枯草、杜仲、菟丝子、牛膝等。

（3）痰凝血瘀兼阴虚火旺证

临床表现：颈前结块，质软，潮热盗汗，心烦不寐，头晕目眩，或眼球突出，口干咽燥，舌质红、苔少或无苔，脉弦细数。本证多见于甲状腺结节伴甲状腺功能亢进、桥本甲状腺炎甲状腺功能亢进早中期。彩超多提示低回声不均质结节伴血流，或实质回声弥漫性减低、局限性片状减低。甲状腺功能显示 FT3、FT4 升高，TSH 降低，或 TPOAb、TgAb 升高。

治法：滋阴降火，化痰散结。

组方：天王补心丹（《备急千金要方》）合消瘰丸（《医学心悟》）加减。

药物：百合、知母、生地黄、鳖甲、牡蛎、浙贝母、远志、当归、麦冬、五味子、酸枣仁等。

（4）痰凝血瘀兼气阴两虚证

临床表现：颈前结块，柔韧，倦怠乏力，心悸气短，失眠多梦，自汗盗汗，舌质淡红、苔白，脉沉细无力。本证多见于甲状腺结节伴甲状腺功能亢进、桥本甲状腺炎甲状腺功能亢进中期。彩超多提示低回声不均质结节伴血流，或实质回声弥漫性减低、局限性片状减低。甲状腺功能显示 FT3、FT4 升高，TSH 降低，或 TPOAb、TgAb 升高。

治法：益气养阴，软坚散结。

组方：生脉散（《医学启源》）合消瘰丸（《医学心悟》）加减。

药物：黄芪、太子参、五味子、牡蛎、玄参、夏枯草、鳖甲、生地黄、麦冬、浙贝母、川芎等。

四. 病证结合治疗

1. 辨症状治疗

（1）咽部异物感：加半夏、厚朴、茯苓、生姜、紫苏、薄荷、牛蒡子。

（2）声音嘶哑：加牛蒡子、木蝴蝶、射干、蝉蜕、沙参、玉竹、石斛。

（3）咽喉疼痛：加蒲公英、金银花、连翘、板蓝根、野菊花、桔梗、甘草。

（4）咽中有痰：加陈皮、半夏、化橘红、茯苓、桔梗、白术、川贝母。

（5）失眠：加酸枣仁、柏子仁、合欢皮、夜交藤。

2. 辨体征治疗

（1）胫前黏液性水肿：加防己、黄芪、泽泻、薏苡仁、牛膝、猫爪草、毛冬青、鬼箭羽、鸡血藤。

（2）突眼：加僵蚕、水蛭、全蝎、浙贝母、泽泻、蝉蜕、玄参。

3. 辨超声特征治疗

根据《2020年甲状腺结节超声恶性危险分层中国指南：C-TIRADS》中指出超声特征及专家共识意见，认为中医在治疗以下类型结节上具有明显优势。

（1）实性结节：多为痰气郁结，血行不畅，形成痰结血瘀之候。治以疏肝解郁，化痰散结。药用柴胡、香附、生地黄、玄参、皂角刺、连翘、夏枯草、莪术、浙贝母等。

（2）囊性结节：多为气机失调，津停血阻甚或导致局部出血。治以行气利水消瘀。药用牵牛子、三七、桃仁、川芎、浙贝母、赤芍、陈皮等。

（3）囊实性结节：多为气滞、血瘀、痰凝夹杂。治以理气活血，化痰消瘿。药用陈皮、浙贝母、连翘、胆南星、当归、赤芍、三棱、莪术等。

（4）钙化：多由痰、瘀、气三邪郁久化热，热盛伤阴，痰瘀内结，浓缩成石。治以化痰祛瘀。药用浙贝母、半夏、青皮、当归、连翘、川芎、鸡血藤、延胡索等。

（5）血流：甲状腺结节内部血流丰富多见于痰瘀内结证患者。治以化痰活血。药用陈皮、半夏、姜黄、青皮、皂角刺、山慈菇、桃仁、牡丹皮、赤芍等。

（6）纤维化：甲状腺出现网络样强回声，血流丰富程度下降，多为郁、痰、瘀、虚所致。选用黄芪、夏枯草、山慈菇、丹参、川芎、大黄、苦参等抗纤维化药物治疗。

（7）伴有其他器官结节，如甲状腺结节、乳腺增生、子宫肌瘤，而且这三种疾病的发病具有明显的相关性，多由长期情志不畅，肝气郁滞，津凝痰聚，血脉瘀阻，气滞、痰凝、血瘀结于颈前、乳络、胞宫所致。甲状腺结节合并乳腺增生，可加用柴胡、香附、郁金、连翘、丹参等；合并子宫肌瘤，可加用牡丹皮、桃仁、红花、三棱、鳖甲等。

4.专病专方专药治疗

结合文献分析，对治疗甲状腺结节的常用单味药、对药、角药进行了总结，详见表1至表3。治疗甲状腺结节的常用专病专方详见表4。

表1 治疗甲状腺结节常用单味药及功效

中药	功效	药理作用
夏枯草	清热泻火、散结消肿、明目	抑制增殖、抗炎、抗纤维化等
浙贝母	清热散结化痰	抗氧化、抗炎等
柴胡	疏肝理气，和解表里，升阳	抗炎、抑制增殖、抗抑郁等
技术	行气破血，消积止痛	抗氧化抗纤维化、抗炎等
牡蛎	重镇安神，潜阳补阴，软坚散结	抑制增殖、抗氧化等
陈皮	理气健脾，燥湿化痰	抗氧化、抗炎等
当归[57]	补血调经，活血止痛	抗炎、抑制增殖、抗纤维化、抗氧化等

表2 治疗甲状腺结节常用对药及功效

对药	功效
夏枯草+浙贝母	清热化痰，软坚散结
三棱+莪术	破血祛瘀，行气消积
青皮+陈皮	疏肝行气，散结消肿
香附+郁金	疏肝解郁，行气活血
夏枯草+栀子	清热泻火，散结消肿
玄参+生地黄	清热凉血，养阴生津
鬼箭羽+猫爪草	活血化痰，解毒消肿

表3 治疗甲状腺结节常用角药及功效

角药	功效
蜣螂虫+土鳖虫+蜈蚣	破瘀消肿，祛痰通络
桃仁+王不留行+猫爪草	活血祛瘀，化痰散结
夏枯草+柴胡+半夏	疏肝泻火，化痰散结
玄参+牡蛎+浙贝母	滋阴清热，涤痰散结

表4 治疗甲状腺结节常用专病专方及功效

专病专方	组成	功效
活血消瘿方	蜣螂虫、土鳖虫、蜈蚣、莪术、王环留行、桃仁、猫爪草、柴胡	活血化痰，消瘿散结
理气消瘿方	柴胡、青皮、郁金、橘叶、白芥子、莱菔子、猫爪草、土贝母、蜣螂虫、三棱、莪术、细辛、瓜蒌皮	疏肝理气，化痰消瘿

专病专方	组成	功效
理气化痰散结方	柴胡、浙贝母、玄参、夏枯草、白芍、半夏、陈皮、橘叶、橘核、白芥子	疏肝理气，化痰散结
散结方	柴胡、枳实、白芍、甘草、土贝母、夏枯草、海藻、昆布、半夏、乌药、牡蛎、桃仁	理气活血，软坚散结
结节方	夏枯草、鸡内金、茯苓、柴胡、鳖甲、连翘、海浮石、青皮、延胡索、陈皮	化痰散结，行气活血

5.中成药治疗

结合文献分析与药品说明书中功效、适应证、用法用量、注意事项，对治疗甲状腺结节常用中成药进行总结。

（1）小金丸（小金胶囊）

组成：木鳖子、制草乌、麝香、枫香、地龙、五灵脂、制乳香、制没药、当归、香墨。

功效：散结消肿、化瘀止痛。

适应证：用于痰气凝滞所致瘿瘤。适用于痰气郁结、痰瘀互结证。

用法用量：口服。每次1.2~3g，每日2次，小儿酌减。用药3~6个月。

注意事项：孕妇禁用。

（2）夏枯草口服液（夏枯草胶囊、夏枯草颗粒）

组成：夏枯草。

功效：清火、散结、消肿。

适应证：用于火热内蕴所致的瘿瘤、甲状腺肿大。适用于痰气郁结证、肝火旺盛证、痰瘀互结证。

用法用量：口服。每次10ml，每日2次。用药3~6个月。

注意事项：中医辨证为阳虚证候的患者不推荐使用；甲减但不伴有甲状腺肿大者不推荐使用；脾胃虚弱者不适合长期服用，孕妇或哺乳期妇女慎用。

（3）内消瘰疬丸

组成：夏枯草、玄参、大青盐、海藻、浙贝母、薄荷、天花粉、煅蛤壳、白蔹、连翘、熟大黄、甘草、地黄、桔梗、枳壳、当归、玄明粉。

功效：软坚散结。

适应证：用于瘰疬痰核或肿或痛。适用于痰气郁结、痰瘀互结证。

用法用量：口服。每次9g，每日1或2次，用药3个月。

注意事项：尚不明确。

6.病证结合康复

（1）药膳

①夏枯草煲猪肉

处方：夏枯草20g，猪瘦肉50g。

功效：清肝泻火。

适应证：肝火旺盛证。

制作方法：猪肉切薄片，夏枯草装在纱布袋中扎口，同放入砂锅内，加适量明水，文火炖至肉熟烂，弃药袋，加食盐、味精，调味即可。

②桃仁粥

处方：桃仁21枚（去皮尖），生地黄30g，粳米100g（细研），生姜3g。功效：化瘀通络。

适应证：痰瘀互结证。

制作方法：生地黄、桃仁、生姜3味加米酒180ml共研，绞取汁备用。另以粳米煮粥，再下桃仁等汁，更煮令熟，空腹热食。

③健胃益气糕

处方：山药、莲子肉、茯苓、芡实各200g，米粉、糯米粉各250g，白砂糖750g。

功用：健脾益气。

适应证：脾气虚弱证。

制作方法：将上述诸药磨成细粉，与米粉及白砂糖混合均匀，加入少量清水，压入模型内，脱块成糕，上笼蒸熟服食。

④生地黄鸡

处方：生地黄250g，雌乌鸡1只，饴糖150g。

功用：滋补肝肾，补益心脾。

适应证：阴虚火旺证。

制作方法：鸡宰杀去净毛，洗净去内脏备用；将生地黄洗净，切片，加入饴糖，搅拌后放入鸡腹内。将鸡腹部朝下置于锅内，于武火上笼蒸2~3h，待其熟烂后，食肉，饮汁。

⑤柚子炖鸡

处方：柚子1个，仔鸡1只。

功用：滋阴益气。

适应证：气阴两虚证。

制作方法：将仔鸡去毛，洗净，焯水，纳柚子于鸡腹内，置大碗中，加入冰糖、食盐、味精及清汤适量，上笼蒸熟服食。

（2）茶饮

①玫瑰佛手茶

原料：麦芽10g，玫瑰花6g，佛手6g，绿茶3g。

用法：沸水冲泡。

功效：疏肝健脾，化痰理气。

适应证：痰气郁结证。

②山楂玫瑰饮

原料：丹参60g，玫瑰花20g，山楂20g。

用法：上共为粗末，以纱布分装，每袋5g，沸水冲泡。

功效：疏肝理气，活血行血。

适应证：气滞血瘀证。

3.针刺疗法

①理气化痰针刺处方

取穴：曲池、臂臑、内关、蠡沟、列缺、丰隆、委中，局部可触及结节者，局部围刺；不能触及者，加患侧扶突。

功用：理气化痰，软坚散结。

适应证：痰气郁结证。

操作手法：泻法。每日1次。

禁忌证：经查体、超声及细针穿刺细胞学等提示有恶变可能者；有严重过敏性、感染性皮肤病及出血性疾病者；妊娠期或月经期女性；晕针者。

②化痰通络针刺处方

取穴：膻中、人迎、太冲、阳陵泉、足三里、丰隆、商丘、列缺、照海。

功用：化痰通络，活血消瘿。

适应证：痰瘀互结证。

操作手法：平补平泻法。每日1次。

禁忌证：经查体、超声及细针穿刺细胞学等提示有恶变可能者；有严重过敏性、感染性皮肤病及出血性疾病者；妊娠期或月经期女性；晕针者。

（4）穴位贴敷

①消瘿散

药物组成：香附15g，陈皮15g，茯苓10g，青皮10g，夏枯草10g，浙贝母10g，牡蛎10g，莪术10g，冰片1g，研末加入黄酒或蜂蜜调成糊状。功用：疏肝理气，化痰散结。

适应证：痰气郁结证。

贴敷部位：患侧扶突穴、水突穴。

禁忌证：经查体、超声及细针穿刺细胞学等提示有恶变可能者；妊娠期或月经期女性；过敏体质及对本药过敏者。

②瘿肿消软膏

药物组成：大黄10g，栀子10g，青黛5g，浙贝母10g，夏枯草10g，莪术5g，薄荷2g，冰片2g，研末加凡士林调成糊状，涂在纱布及敷料上。

功用：清肝降火、化痰散结。

适应证：肝火旺盛证。

贴敷部位：患侧扶突穴、水突穴。

禁忌证：经查体、超声及细针穿刺细胞学等提示有恶变可能者；妊娠期或月经期女性；过敏体质及对本药过敏者。

（5）中药离子导入

中药离子导入是针刺疗法、穴位贴敷及温热理疗的结合。通过电脉冲模拟针刺电场，将中药离子经皮肤迅速导入甲状腺局部，以发挥药效。

药物：柴胡、白芍、夏枯草、茯苓各50g，川芎、莪术、三棱、青黛各30g。操作方法：药物浓煎、萃取制成导入制剂，将浸泡导入制剂的纱布置于甲状腺结节部位，利用离子导入仪的中频脉冲电流将药物离子化渗透到甲状腺组织中，根据患者感觉适当调整强度。

（6）耳穴

根据中医"生物全息"思想，耳部腧穴与人体各个器官相对应，可在辨证施治基础上，选取单侧肝、脾、内分泌、皮质下、神门等穴，予王不留行籽耳穴贴敷，按压耳穴以酸胀发热为度每次1～2min，每日5～8次，3d两侧交替更换1次。

（7）养生调护

甲状腺结节的发病与精神压力、饮食不节、起居失调等都密切相关，因此治疗时也要重视患者的心理调护。保持良好心态、饮食有节、起居有常、劳逸结合、适当调补，可预防本病的发生、发展或复发。

中医辨证论治诊疗气瘿医案1例
——肝郁化火证

一、病史信息

1.一般信息

患者路某，女，25岁，以"心慌不适半月"于2023年3月3日就诊。

2.病史

患者自诉心慌不适，情绪急躁易怒，两胁肋疼痛，心率：116次/min，小便频数，白带色黄，舌质红，苔薄白。辅助检查：（2023年2月20日天水市第一人民医院）甲状腺功能：TSH：0.02uIU/ml，T3：4.22nmol/L，T4：204.00nmol/L，FT3：12.30pmol/L，FT4：30.6pmol/L。甲状腺彩超：甲状腺两侧弥漫性病变。

辨病：气瘿。

辩证：肝郁化火证。

治法：疏肝健脾，散结消瘿。

方药：丹栀逍遥散加减。

处方如下：

牡丹皮10g	焦栀子10g	当归15g	白芍15g
柴胡10g	茯苓30g	白术10g	炙甘草6g
醋香附15g	夏枯草30g	醋五味子15g	盐益智仁10g
台乌药10g			

15剂，水煎分服，每日1剂，1剂2次分服。

二、疾病转归

2023年3月31日二诊，患者自诉未服用普萘洛尔，甲巯咪唑，心慌不适明显缓解，心率小于100次/min，脾气仍暴躁，二便尚调，食纳可，夜寐可。舌尖稍红，苔白腻。甲状腺功能：TSH：0.03uIU/ml，Anti-Tpo：135IU/ml。

舌象：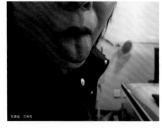

调方如下：

柴胡15g	醋香附20g	麸炒枳壳20g	陈皮15g
川芎10g	白芍10g	桂枝10g	炙甘草10g
干姜6g	牡蛎30g（先煎）		

7剂，水煎分服，每日1剂，1剂2次分服。

临证体会

本病属西医桥本甲状腺炎，中医对此病无专门的论述，依据患者临床表现将其归纳为"瘿病"这一范畴，《济生方·瘿瘤轮治》："夫瘿瘤者，……气血凝滞，为瘿为瘤。"《诸病源候论》中明确说明瘿病致病原因主要为情志、水土因素。《外科正宗·瘿瘤论》中将气滞、痰凝、血瘀作为三个主要致病因素提出。现由于生活压力的增大，情志不畅成为困扰人们的最大问题，若情志不畅，肝失疏泄，气机郁滞，久而化火，故患者脾气急躁易怒，母病及子，肝火亢盛，引动心火，心火亢进则易烦躁，心慌不适。肝失疏泄，气机不畅，肝病传脾，脾气不足，水谷精微运化失常，酿生湿邪，凝聚成痰，最终痰气交阻，伤阴化火，气滞则血瘀，瘀滞日久导致肝、脾、心三脏俱损，脏腑不用，气血失和，阴阳失衡，正气虚弱，外邪趁虚而入，虚实夹杂，使得内邪气滞、痰凝、血瘀与外邪共同作祟，结于颈前而成瘿病。为肝脾心三脏失调所致。治疗以加味逍遥散加减以疏肝健脾，消瘿散结。合用柴胡疏肝散，以疏肝解郁，方中柴胡苦、寒，归肝胆经，主以疏肝解郁，使肝气得以条达；白芍味苦，酸，性微寒，酸能补津，和营养血而柔肝；牡丹皮凉血散瘀，能化瘀血之结，行血分之滞；当归为血中气药，能补血行血；栀子清三焦之热，凉血化瘀；茯苓、白术健脾化湿；炙甘草调和诸药；夏枯草清肝火，散瘀结；五味子益气生津；诸药合用，以疏肝健脾，消瘿散结。二诊，患者自诉脾气暴躁，予柴胡疏肝散加减以疏肝解郁。后期因患者自身原因未来就诊。随访，症状较前缓解，因此疏肝健脾法对改善瘿病初期症状具有较好的作用。

中医辨证论治诊疗气瘿医案1例
——肝郁脾虚证

一、病史信息

1.一般信息

患者毛某，女，30岁，体检发现甲状腺功能异常，于2023年3月17日初诊。

2.病史

患者自诉烘热汗出，偶有心慌，手抖，心率：94次/min，月经周期规律，二便调，舌红，苔黄腻。门诊查甲状腺功能全项示，TSH：<0.005μIU/ml；FT4：41.8pmol/L，甲状腺过氧化酶抗体：343IU/ml；查甲状腺彩超示：甲状腺回声稍减低、分布欠均匀；双侧颈部正常形态淋巴结可探及。

舌象：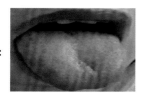

中医诊断：气瘿肝郁脾虚证。

西医诊断：甲状腺功能亢进症。

治法：疏肝解郁，益气健脾。

方药：逍遥散加减。

药物组成：

当归15g	白芍15g	柴胡10g	茯苓15g
白术15g	炙甘草6g	醋香附20g	夏枯草45g
板蓝根15g	北五味子15g		

6剂，水煎服，每日1剂，1剂早晚2次分服。

二、疾病转归

2023年3月26日二诊，患者自诉烘热汗出，汗出后手脚冰凉，入睡前胃脘部胀满感，舌红，苔薄。

舌象：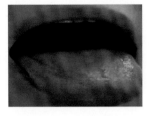

调方主方如下：

当归15g	白芍15g	柴胡10g	茯苓15g
白术15g	炙甘草6g	醋香附15g	夏枯草30g
北五味子15g	山萸肉30g	干姜10g	

6剂，水煎服，每日1剂，1剂早晚2次分服。

2023年4月2日三诊，患者入睡前胃脘部胀满感缓解，烘热汗出减轻，情绪急躁易怒减轻，舌淡红，苔薄。

舌象：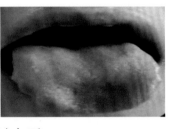

主方调方如下：

柴胡10g	茯苓15g	白术15g	炙甘草6g
醋香附15g	夏枯草30g	五味子15g	山萸肉30g
干姜10g	麦冬15g	酒女贞子15g	墨旱莲15g

6剂，水煎服，每日1剂，1剂早晚2次分服。

临证体会

瘿（甲状腺）为人体五脏六腑气血津液运行的重要通道，也是全身多条经脉气血交汇聚集的主要场所，因此甲状腺功能与全身各脏腑功能密切相关，甲状腺功能亢进症归属于中医学"瘿病""气瘿"的范畴，多因肝郁气滞，久郁不解，肝失条达，化火横逆犯脾，脾失健运，导致气血运行不畅，痰瘀内生而成瘿病。治宜疏肝理气健脾为主，方药常选用逍遥散加减，基础方由当归、白芍、柴胡、茯苓、白术、炙甘草6味中药组成，方简效强，专以疏肝解郁为目的，主治肝郁气滞脾虚所导致的诸多疾病。方中当归性温，味甘、辛，归肝经、心经和脾经，起补血活血的作用，补中有动，行中有补，为血中之气药；白芍和炙甘草养血柔肝，缓急止痛，体现"养肝之体，利肝之用"；柴胡味苦辛，性微寒，归肝胆经，发挥其疏肝解郁之功；茯苓味甘、淡，性平，具有健脾和胃、渗湿利水之功效；白术性温，味甘，微辛带苦，入脾胃经，有良好的补气健脾的功效。一诊中加入香附，其味苦辛，性平，入肝经，味辛以平横逆之肝气，味苦可以疏解郁结之肝气，故功擅疏肝理气止痛；夏枯草具有清热泻火、散结消肿双重功效；板蓝根可清热解毒，凉血消肿，发挥抗菌、抗病毒和提高免疫力的功效；五味子味酸、甘，性温，具有益气生津、收敛固涩、补肾宁心之效，清中有补，补中寓清，促使肝更好地发挥体阴用阳的功能，从而缓解部分症状。二诊中在原方的基础上加入山萸肉和干姜，共同发挥补益肝肾、助阳的功效，以调其烘热汗出，汗出后手脚冰凉的症状。三诊中患者以上症状明显好转，再加入麦冬、酒女贞子、墨旱莲以滋补肝肾、滋阴凉血，阴中有阳，阳中有阴，使整体达到阴阳相调的状态。全方在治疗中把握清热解毒，消肿散结，调和阴阳的基本治则，在临床上取得了很好的疗效。

中医辨证论治诊疗气瘿医案1例
——肝郁气滞证

一、病史信息

1.一般信息

患者吴某某，女，55岁，甲状腺功能减退2年。于2023年3月5日初诊。

2.病史

患者17年前行双侧甲状腺结节切除术，现自诉口服优甲乐1.5片，自感疲乏，咽部异物感，口干口苦，面部浮肿，便秘，眠差，舌红，苔黄厚燥，脉沉数。查甲状腺功能示，甲状腺过氧化物酶抗体：＞1000

舌象：

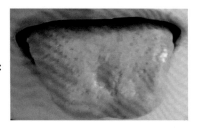

中医诊断：气瘿肝郁气滞。

西医诊断：继发性甲状腺功能减退症。

方药如下：

柴胡15g	黄芩15g	半夏15g	当归15g
川芎10g	生地黄15g	赤芍10g	酒大黄6g
厚朴15g	茯苓30g	首乌藤15g	合欢皮15g
竹茹15g	枳实15g	醋香附15g	

6剂，每日1剂，1剂早晚2次分服。

二、疾病转归

2023年3月12日二诊，患者仍感疲乏，睡眠好转，咽部异物感，易咳，自觉有痰，不易咳出，口干，颜面部浮肿，舌质偏红，苔黄。

舌象：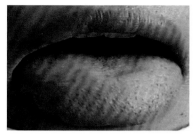

调方如下：

当归15g	赤芍15g	酒大黄6g	厚朴15g
茯苓30g	醋香附15g	柴胡15g	苍术20g
浙贝母15g	半夏10g	桔梗10g	蜜麻黄10g
石膏30g	炒杏仁10g	黄芪50g	炙甘草6g

15剂，每日1剂，1剂早晚2次分服。

2023年4月21日三诊，患者自诉便秘改善，疲乏无力缓解，咽部异物感减轻，仍口干，情绪急躁易怒，舌质暗红，苔薄白，脉沉缓。

舌象：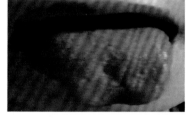

调方如下：

当归15g	白芍15g	柴胡15g	茯苓20g
白术15g	醋香附15g	浙贝母15g	法半夏15g
盐荔枝核15g	盐橘核15g	莪术10g	山萸肉30g
五味子20g	浮小麦30g	夏枯草30g	丹参15g

15剂，水煎服，每日1剂，1剂早晚2次分服。

临证体会

甲状腺功能减退症可归属中医学"虚劳""水肿""瘿瘤"等范畴，在《医宗金鉴》中，瘿病分为内因、外因，外因六邪侵犯荣卫之气，导致气血凝郁；内因多为七情，忧思怒气而成，《圣济总录》将瘿病分门别类，因饮食水土不节者为石瘿；因情志内伤而发者称劳瘿、忧瘿、气瘿。《外科正宗》指出瘿病病因主要由五脏瘀血、痰凝、气滞博结于颈前所致。甲状腺位于颈前，与足厥阴肝经循行相吻合，肝主疏泄，调畅情志，所以瘿病应注重调肝。当用药性温平、味甘、归脾肾肝经的中药，药物功效以温补肾阳、益气健脾为主，配伍淡渗利水、补血养阴。一诊中柴胡能够透邪出表，升清解郁，黄芩能够解里治热，降浊泻火。所以两位药共用能够调和表里，升清降浊，从而使肝胆的气机条畅，内蕴的郁热得消。半夏、茯苓起燥湿化痰的作用，以缓解舌苔的黄燥，半夏还具有辛散消痞、化痰散结的功效。肝气郁滞，气滞则血瘀，因此用当归、赤芍、生地、川芎以行气活血。患者有便秘的症状，酒大黄可导泻、利胆、保肝，酒炙后缓下，又可辛散活血散瘀。厚朴味苦、辛，而苦能下气，因此，厚朴以起到行气通腑的作用。首乌藤、合欢皮为治失眠的经典药对，可镇静安神。枳实降气除痰、消积滞。竹茹清热化痰，和胃降逆，宁神开郁。二药合用，枳实消导积滞而通，得竹茹苦降清热则和胃降逆之效强而速。竹茹化痰热和胃而清，得枳实破气行痰则化痰之力足而猛。合而清通开郁，畅中焦枢机而运清降浊。香附疏肝解郁。二诊中加入蜜麻黄、桔梗、杏仁、浙贝母、石膏以清热化痰，宣肺止咳；黄芪以补肺脾之气；运用苍术化湿健脾。三诊患者症状有所缓解，即以畅情志，软坚散结，活血化瘀为主，即以逍遥散疏肝解郁，畅情志为基础，加以盐荔枝核、盐橘核软坚散结，莪术行气消积，山萸肉、五味子补益肝肾，滋补津液以缓解患者口干的症状，夏枯草、丹参散瘀结，浮小麦益气，除热，缓解情绪，标本同治，进一步提升治疗效果。

中医辨证论治诊疗瘿痛（恢复期）医案1例
——脾虚湿阻证

一、病史信息

1.一般信息

患者王某，女，44岁，因"咽部堵塞不适"于2021年1月23日就诊。

2.病史

刻下虚见：咽部堵塞不适，疲乏，舌体胖大有齿痕，苔薄白，右和缓，左寸关短小尺脉沉弱无力。近期亚急性甲状腺炎病史，现无明显疼痛。

舌象：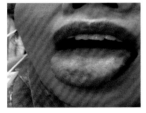

辨病：瘿病。

辩证：脾虚湿阻证。

治法：健脾祛湿化痰。

方药：香砂六君子加减。

处方如下：

党参15g	白术15g	茯苓10g	炙甘草10g
半夏10g	陈皮10g	木香10g	砂仁10g（后下）
菟丝子30g	杜仲20g	牛膝20g	女贞子10g
墨旱莲10g	当归15g	乌药10g	干姜20g

共7剂，水煎分服，每日1剂，1剂2次分服。

二、疾病转归

2021年1月30日二诊，刻下虚见：咽部不适较前好转，多梦。月经未来潮。舌质淡，舌体胖大有齿痕，脉沉细无力。

舌象：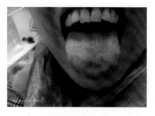

调方如下：

半夏10g	陈皮10g	党参15g	白术10g
茯苓10g	甘草10g	黄芪30g	防风10g
木香10g	砂仁10g（后下）	菟丝子30g	杜仲20g
干姜20g	牛膝20g	三棱10g	莪术10g
王不留行15g	桃仁10g	红花10g	

7剂，水煎分服，每日1剂，1剂2次分服。

失眠较前好转三诊，咽部吞咽仍不适，情绪激动时加重，伴疼痛，月经停闭两年。舌质淡，苔厚微黄，脉沉缓。

舌象：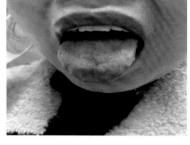

调方如下：

柴胡10g	枳实15g	白芍10g	炙甘草20g
黄芪30g	白术10g	防风10g	醋香附10g
杜仲20g	牛膝20g	仙茅10g	淫羊藿10g
女贞子10g	墨旱莲10g		

7剂，水煎分服，每日1剂，1剂2次分服。

临证体会

此病属中医学"瘿病"范畴。临床医家多从情志不畅、饮食失调、外感风热等角度来阐述本病的发病机制，有医家认为本病以脾虚为本，以肺热为标。而气滞、痰凝、血瘀伴随始终。急性期以清热宣肺，解读透邪为主，多使用银翘散加减；缓解期以清热生津，益气和胃为主；恢复期以补中益气，化痰祛瘀为主，但各阶段均需消瘿散结。患者处于恢复期，此时余热已退，正气未复，脾胃虚弱，应当调理体质，顾护脾胃，增强正气，祛除余邪，加速恢复，防止复发，故而缓则治其本，治当补中益气，化痰祛瘀，疏肝理气，用香砂六君子汤合二陈汤加减，方中党参、白术可补中气，又可健脾化湿；陈皮、半夏消痰理气和胃。配伍三棱、莪术以活血化瘀。菟丝子、杜仲、牛膝归肝肾经，善于温补肾阳。女贞子、墨旱莲，滋补肾阴。诸药合用，以达到阴中求阳，阴阳并补的目的。

中医辨证论治诊疗瘿肿医案1例
——气郁痰阻证

一、病史信息

1.一般信息

患者周某某，女，40岁，体检发现甲状腺结节2年余。

2.病史

患者自诉2年前外院体检时发现甲状腺彩超异常，患者未予重视，2023年2月4日复查甲状腺彩超提示：甲状腺左侧叶约46cm×1.7cm×1.3cm（上下径×前后径×左右径），右侧叶约5.0cm×2.2cm×2.1cm（上下径×前后径×左右径），峡部厚0.3cm，被膜光滑。左侧腺体回声不均匀，于下段探及大小为0.3cm×0.2cm的无回声，界限清，形态规则，内部回声不均匀，边缘见小强光点，彩色观察，无回声周边及其内未见明显血流信号。右侧叶腺体回声不均匀，可探及数个低回声，界限清，形态规则，内部回声欠均匀，其中一个大小为1.6cm×1.3cm，彩色观察未见明显血流信号。超声提示：①甲状腺左侧叶下段胶质样囊肿（TI-RADS Ⅱ级）。②甲状腺右侧叶多发低回声结节（TI-RADSI级），多考虑结节性甲状腺肿。甲状腺功能全项未见明显异常。于2023年2月10日初诊。自诉颈部无明显不适，平素心烦易怒，乏力明显，不思饮食，食纳差，夜寐尚可，偶有难以入睡，二便调。舌质红，苔薄白，舌边齿痕明显，脉弦数。

舌象：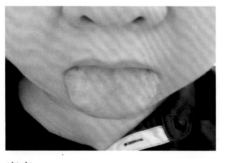

诊断：瘿痰。

证型：气郁痰阻证。

治法：疏肝解郁，健脾化痰。

方药：逍遥蒌贝散加减。

柴胡 15g	夏枯草 30g	当归 15g	白芍 15g
瓜蒌 15g	浙贝母 15g	茯苓 15g	白术 15g
香附 10g	野菊花 15g	橘核 20g	荔枝核 20g

共12剂，水煎分服，每日1剂，1剂2次分服。

二、疾病转归

2023年3月13日二诊，颈部无明显不适，情绪好转，乏力明显改善，食纳可，夜寐可，二便调，舌质红，苔薄白，舌边齿痕已消失，脉弦数。复查甲状腺功能全项未见明显异常，甲状腺彩超示：甲状腺位置正常，气管居中，左侧叶大小约50mm×21mm×17mm，右侧叶大小约52mm×29mm×21mm，峡部厚3mm，形态正常，轮廓清晰，腺体回声均匀。CDFI：甲状腺腺体内血流信号未见异常。右侧叶可探及大小约20×15mm的低回声区，边界清，形态规则，内部回声均匀。CDF1：其内及周边可见血流信号。弹性评分：3分。另于右侧叶可探及大小约15mm×8mm的混合回声区，边界清，形态规则。CDFI：其内及周边可见血流信号。左侧叶可探及多个囊性区，较大一大小约3mm×3mm.透声好。双侧颈部可探及正常形态淋巴结回声。超声提示：甲状腺右侧叶实性、混合性结节，TI-RADS3类甲状腺左侧叶多发囊性结节，TI-RADS2类双侧颈部正常形态淋巴结可见。

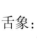
舌象：
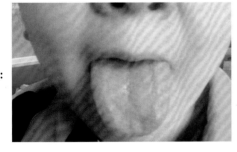

调方如下：

柴胡 15g	夏枯草 30g	当归 15g	白芍 15g
瓜蒌 15g	浙贝母 15g	茯苓 15g	白术 15g
香附 10g	野菊花 15g	橘核 20g	荔枝核 20g

共6剂，水煎分服，每日1剂，1剂2次分服。

联合外敷方组方如下：

夏枯草 30g	酒大黄 30g	猫爪草 30g	浙贝母 30g

透骨草30g　　　海藻30g　　　鸡内金30g　　　茯苓30g

以1：1：1：1：1：1：1：1打成100目的细粉＋冰片细粉10g，蜂蜜适量，陈醋适量调和成糊状，取适量均匀涂抹于甲状腺结节处，每天晚上一次，用无菌纱布覆盖，第二天晨起擦洗干净。

临证体会

基于陈实功的"内之症，或不及其外，外之症必根于其内"主张内治法与外治法并重的医学思想。逍遥散出自《太平惠民和剂局方》，"治血虚劳倦，五心烦热，肢体疼痛，头目昏重，心忪颊赤，口燥咽乾，发热盗汗，减食嗜卧，及血热相搏，月水不调，脐腹胀痛，寒热如疟。又疗室女血弱阴虚，荣卫不和，痰嗽潮热，肌体羸瘦，渐成骨蒸"。以逍遥散作为基础，又取法于蒌贝散。方中柴胡疏肝解郁，疏散肝郁之气，当归、白芍养血柔肝，肝得条达，气顺则痰消；茯苓、白术健脾祛湿，使运化有机则杜绝生痰之源；取蒌贝散之瓜蒌、浙贝母以疏肝解郁、化痰散结；香附取其疏肝解郁、理气宽中之功；夏枯草清肝火、散郁结；橘核、荔枝核入肝肾经，有理气散结止痛之功，临床治疗结节性疾病多用此两药，疗效显著；本病基本病机为气、痰、瘀三者壅结于颈前合而为患，在治疗其内因之时，兼顾其是否有浊毒侵袭，方中加野菊花取其清热解毒、消肿之功。外敷方：夏枯草清肝火，散郁结解毒为君药。酒大黄清热泻火，凉血解毒，逐瘀；猫爪草化痰散结、解毒消肿；浙贝母清热化痰，散结消肿为臣药。透骨草取其活血止痛之力；海藻软坚散结，消痰利水；鸡内金取其化石之力；茯苓利水渗湿，健脾宁心；冰片清热止痛为佐药。蜂蜜、陈醋为使药，引诸药入肝经而散结化痰。甲状腺结节为慢性疾病，结节形成日久，内服逍遥蒌贝散加减方联合外敷方应用于临床，既弥补了西医在治疗良性单纯性甲状腺结节病的短板，又解决了患者对本病的治疗需求，更体现了中医药的独特性、有效性。

中医辨证论治诊疗瘿肿医案1例
——痰瘀互结证

一、病史信息

1.一般信息

患者李某，女，49岁，颈部肿大1年余。于2023年3月31日初诊。

2.病史

患者自诉疲乏，烘热汗出，情绪波动明显，睡眠较浅、易醒、醒后不易入睡，二便正常，咽干、咽部不适，颈部有异物感，舌质暗红，苔薄白，脉弦滑。查甲状腺彩超示：右侧甲状腺实性占位伴钙化，TI-RADS4a类；左侧甲状腺囊实性占位，TI-RADS3类。

舌象：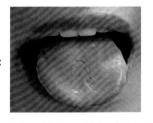

中医诊断：瘿病　痰瘀互结证。

西医诊断：甲状腺结节。

治法：健脾化痰，活血化瘀。

方药如下：

当归15g	浙贝母15g	皂角刺15g	盐荔枝核20g
白花蛇舌草15g	夏枯草30g	麸炒枳壳20g	玄参15g
醋莪术15g	牡蛎30g（先煎）	野菊花15g	盐橘核20g

共7剂，水煎分服，每日1剂，1剂2次分服。

二、疾病转归

2023年4月7日二诊，患者自诉睡眠明显好转，烘热汗出缓解，仍感疲乏、咽部不适，颈部有异物感稍减轻。舌淡红，苔白腻。

舌象：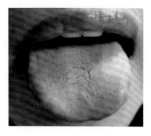

调方如下：

当归15g	浙贝母15g	皂角刺15g	盐荔枝核20g
盐橘核20g	白花蛇舌草15g	夏枯草30g	麸炒枳壳20g
玄参15g	醋莪术15g	牡蛎30g（先煎）	黄芪30g

共7剂，水煎分服，每日1剂，1剂2次分服。

2023年4月14日三诊，未诉特殊不适，舌淡红，苔薄白，守方治疗。

舌象：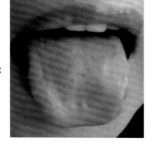

临证体会

甲状腺结节是指甲状腺局部出现因细胞异常生长引起的团块，可将其归为瘿病、瘿瘤范畴。《外科正宗》曰："云夫人生瘿瘤之症，非阴阳正气结肿，乃五脏瘀血、浊气痰滞而成。"指出瘿瘤主要由气血痰瘀凝滞而成。首先，本病多起于情志内伤所致肝郁气结，气机郁滞是本病的初始环节，《济生方》云："人之气道贵乎顺，顺则津液流通，决无痰饮之患。"气能载津而行，气顺则津液输布正常；气郁则津停，日久痰气交阻于颈前，形成瘿瘤。患者中年女性，情绪波动明显，郁怒伤肝，导致气机郁滞，升降失常。气能行津，气滞日久，水湿不运，壅滞成痰；气郁化火，灼伤津液，炼液为痰，痰结于颈，自觉颈部有异物感，内火偏盛，耗伤肾阴，心肾不交，夜寐欠安；舌暗红，苔薄白，脉弦滑，均为痰瘀互结的表现。予当归活血化瘀；浙贝母、化痰散结；白花蛇舌草、夏枯草、皂角刺、野菊花清热解毒，消痈散结；莪术破血行气、化瘀通络；玄参滋补肝阴；盐荔枝核、盐橘核、枳壳理气散结，牡蛎镇静安神。上药共用，消散体内痰痛之积滞。二诊时患者睡眠改善，烘热汗出缓解，颈部有异物感缓解，但患者疲乏无力症状仍未好转，故继予原方基础上加黄芪以益气健脾。三诊时患者诸症好转。纵观全方，肝脾两脏同调，有主有次，气机调达。中医从病机角度分析认为，瘿病之为病，不外乎气滞、痰凝、血瘀三者，从肝脾论治，疗效满意。

中医辨证论治诊疗甲状腺功能亢进患者心悸案1例
——气血瘀阻证

一、病史资料

1.一般信息

田某某，男，68岁，2022年7月7日，小暑。

2.病史

主诉：头晕、心悸伴双下肢麻木不适1月余。

现病史：患者自诉10d前因腿软，纳差，心悸就诊于正宁县人民医院，诊断为"房颤"，给予治疗"奥美拉唑胶囊，每日3次；吗丁啉，每日3次"仍不见好转，1d前，患者无明显诱因出现头晕、心悸、双下肢麻木不适，就诊于甘肃省中医院内分泌科门诊，门诊以"甲状腺功能亢进症"收住。门诊查甲状腺功能五项示：TSH：0.258μIU/ml，FT4：25.710pmol/L。

刻下症见：患者神志清，精神一般，面色微黄，神疲乏力；语声正常，吐词清晰，思维正常；问答切题，能详细叙述病情症状，诉头晕、心悸伴双下肢麻木不适1月余，偶有头痛，晨起口干口渴，偶有咳嗽、咳痰，痰不易咳出，胸闷，气短，胸前区偶有疼痛，后背发凉，出冷汗，嗜睡，小腹部胀痛，双下肢麻木困重；无一过性黑矇，无恶心呕吐，无双下肢水肿，纳食差，夜寐一般，便秘，小便少。舌质暗红，舌苔白厚，脉浮数。

个人史及过敏史：健康情况一般。既往腰椎间盘突出症史，前列腺增生史，脑梗死、脑萎缩病史。否认传染病史。否认预防接种史。否认输血史。既往前列腺增生手术史。否认食物或药物过敏史。余系统回顾无异常。

婚育史：适龄婚育，育有2子1女，配偶及子女均体健。

家族史：否认家族史。

3.体格检查

2022年7月7日，T：36.2℃，P：80次/min，R：18次/min，BP：89/66mmHg。一般情况：患者神志清，精神一般，面色微黄，神疲乏力；语声正常，吐词清晰，思维正常；问答切题，能详细叙述病情症状，诉头晕、心悸伴双下肢麻木不适1月余，偶有头痛，晨起口干口渴，偶有咳嗽、咳痰，痰不易咳出，胸闷，气短，胸前区偶有疼痛，后背发凉，出冷汗，嗜睡，小腹部胀痛，双下肢麻木困重；无一过性黑矇，无恶心呕吐，无双下肢水肿，纳食差，夜寐一般，便秘，小便少。舌质暗红，舌苔白厚，脉浮数。（仅书写重点的西医体格检查，未提及的项目均为正常。）

4.专科情况

发育正常，营养良好，甲状腺未触及肿大及结节，压痛（-），听诊无血管杂音，四肢肌肉未见萎缩，肌张力正常，肌力正常，双下肢无浮肿，无皮损，10g尼龙丝检查浅感觉正常，直腿抬高试验（-）。

二、辅助检查：

2022-7-7门诊查甲状腺功能五示：TSH：0.258μIU/ml，FT4：25.710pmol/L。入院查生化全项（静脉血）示：载脂蛋白B（ApoB）0.38g/L↓，动脉粥样硬化指数0.96↓；彩超检查（甲状腺及淋巴结+弹性）示：甲状腺左侧叶多发实性、混合性结节；+TI-RADS3类；甲状腺右侧叶多发混合性结节，+TI-RADS3类；双侧颈部淋巴结肿大，淋巴结结构未见异常。胸部CT：胸部（成像，平扫）示：双肺细支气管炎不除外，请结合临床；右肺上叶前段及下叶背段片絮影，多考虑炎性改变，建议治疗后复查；右肺下叶内侧基底段及左肺下叶后基底段钙化结节；左肺下叶后基底段索条灶；冠状动脉局部钙化；双肺门旁多发钙化淋巴结；左侧胸膜增厚、粘连；左肾异常密度，多考虑囊肿。2022-7-11查动态心电图示：窦性心律，窦性心动过缓；房性早搏部分伴差传，成对房早，短阵房速；交界性逸搏，交界性逸搏心律；不完全右束支阻滞；ST-T改变；HRV示：24h心率变异性参数SDNN为207。

三、中西医诊断与诊断依据

1.中医诊断（包括病名以及证候诊断）

主病主证：气瘿　气血瘀阻证。

2.西医诊断（临床诊断或病理诊断）

①甲状腺功能亢进症；②肺结节病；③胃痛；④病态窦房结综合征。

四、干预措施

1.治疗方案

2022年7月7日，西医常规治疗外，患者中医诊断以气瘿　气血瘀阻证为主病主证明确，综合其他症状及患者体质、当地气候等因素，选用方剂桂枝汤合柴胡疏肝散加减；治法：活血化瘀，疏肝理气，具体处方如下：

桂枝10g	白芍10g	生姜10g	大枣10g
炙甘草10g	柴胡15g	醋香附10g	麸炒枳壳20g
川芎10g	广藿香10g	佩兰10g	陈皮10g

中药4剂，每天1剂，煎药机煎药200ml，中药口服，每日2袋早晚分服。

2.医生嘱咐

高蛋白饮食，按时服药，避风寒，忌辛辣刺激、肥甘厚腻、生冷寒凉之品，调畅情志。

五、疗效转归

2022年7月18日二诊查房，患者神志清，精神可，疲乏无力症状缓解，头晕好转，便秘症状减轻，双下肢麻木困重症状减轻。当前中药治疗合理有效。患者无咳嗽及高代谢症状，复查CT，胸部CT：胸部（成像，平扫）示：与前片（2022年7月7日）比较，胸部病变变化不明显。患者舌质偏红，舌苔白，脉浮数。根据舌脉及患者具体症状，予主方以调和营卫，行气化湿，具体处方如下：

桂枝15g	白芍10g	生姜10g	大枣10g
炙甘草10g	柴胡15g	醋香附10g	麸炒枳壳20g
川芎10g	广藿香10g	佩兰10g	陈皮10g
金银花10g			

中药3剂，每天1剂，煎药机煎药200ml，中药口服，每日2袋早晚分服。

2022年7月21日三诊查房，患者神志清，精神可，疲乏无力症状较前明显缓解，头晕好转，纳食差，偶有头痛，便秘症状减轻，双下肢麻木困重症状减轻。根据舌脉及患者具体情况，予主方以健脾化湿，行气活血，具体处方如下：

桂枝15g	白芍10g	炙甘草20g	柴胡15g
麸炒枳壳20g	川芎10g	广藿香15g	佩兰15g
金银花10g	黄芪40g	炒鸡内金20g	仙鹤草20g
瓜蒌20g	薤白15g	醋延胡索20g	炒麦芽20g
煅瓦楞子30g（先煎）			

中药4剂，每天1剂，煎药机煎药200ml，中药口服，每日2袋早晚分服。

2022年7月28日四诊查房，患者神志清，精神可，疲乏无力症状较前明显缓解，头晕好转，纳食尚可，晨起口干口渴较前明显减轻，偶有胸前区头痛，便秘症状减轻，双下肢麻木困重症状减轻。根据舌脉及患者具体情况，予中药汤剂以健脾化湿，行气活血，具体处方如下：

桂枝20g	白芍30g	甘草5g	柴胡10g
麸炒枳壳20g	黄芩10g	黄芪50g	炒鸡内金20g
仙鹤草20g	瓜蒌15g	薤白15g	炒麦芽20g
煅瓦楞子30g（先煎）	柏子仁30g	炒火麻仁30g	
干姜30g	酒大黄20g	麸炒枳实20g	

中药4剂，每天1剂，煎药机煎药200ml，中药口服，每日2袋早晚分服。患者现病情控制较为平稳，治疗方案有效。

临证体会

患者为老年男性，以头晕、心悸，后背发凉，出冷汗，嗜睡，小腹部胀痛伴双下肢麻木困重1月余为主要症状，当属中医学"气瘿病"范畴，气瘿病机主要在于肝郁气滞，忧恚气结，情志抑郁，肝失调达，肝郁气滞，横逆犯脾，脾失健运，痰浊内生，痰气互结，循经上行，结于喉结之处而成。该患者既往有脑梗死、脑萎缩病史，病后损伤脑络，脑窍失养，髓海不足，肾为先天之本，主藏精生髓，年高肾精亏虚，不能生髓，无以充养于脑，风眩内动，清窍不宁，内风上行，故头晕头痛；年老久病耗气伤络，气血运行失常，血脉瘀滞，又匮乏气导其顺行，气之升降失司，故心悸；患者平素情志抑郁，烦躁易怒，肝气郁结，气机运行不畅，不能使各部之气顺道而行，故胸闷气短；脾为气血水谷精微生化之源，脾胃气机升降失常，故患者食纳差，口干口渴，同时经络失养，故双下肢麻木不适。舌质暗红，舌苔白厚，脉浮数亦可体现气血瘀滞之证。故本病病性属虚实夹杂，证属气血瘀阻。

本案中，该患者以"甲状腺功能亢进症"收住入院，以头晕、心悸，后背发凉，出冷汗，嗜睡，小腹部胀痛伴双下肢麻木困重为主要症状，故中医辨病为气瘿病。《灵枢·海论》："脑为髓之海，其输上在于其盖，下在风府……髓海有余，则轻劲多力，自过其度；髓海不足，则脑转耳鸣，胫酸眩冒，目无所见，懈怠安卧。"患者既往有脑梗病史，髓海受损，气机逆乱，故头晕；脾胃气机升降失常，水谷精微不能被正常运化，故患者饮食不佳，小腹部胀痛，同时生化之源不足，致使气血阴阳亏损，脏腑功能失调，心神失养，故心悸；营卫之气不足，卫外能力失司，皮肤腠理疏松，故后背发凉，出冷汗；精微不足，经络失养，故双下肢麻木困重；患者病后体质虚弱，脾胃运化虚弱，气机失常，痰气郁结日久，深入血分，气为血之帅，气分失司，血液运行不畅，故辨证为气血瘀阻证，选用桂枝汤合柴胡疏肝散加减。桂枝汤合柴胡疏肝散加减共奏滋阴和阳，调和营卫，疏肝兼养肝，理气兼调血和胃之效。方中桂枝解肌发表，散邪而发汗力不峻；芍药敛阴益营，兼顾受损之营阴。两药配合发表而不伤营阴，敛阴而不敛邪。另配伍生姜、大枣，散寒益阴，鼓舞中焦胃气，也可以调和中焦之营卫。炙甘草调和药性，同时配合桂枝、生姜辛甘化阳，配合芍药酸甘化阴。柴胡功善疏肝解郁。香附理气疏肝而止痛，川芎活血行气以止痛，二药相合，助柴胡以解肝经之郁滞，并增行气活血止痛之效。陈皮、枳壳理气行滞，芍药、甘草养血柔肝，缓急止痛。炒鸡内金、炒麦芽、炒火麻仁、柏子仁合用以运脾化湿，调理气机，促进肠道功能；仙鹤草清热解毒，配合活血药物又有防止活血太过耗伤气血之功；瓜蒌、薤白行气解郁，散结祛痰。诸药相合，共奏疏肝行气、活血止痛、共和阴阳之功，使患者阴平阳秘，气血充足，诸证得以缓解。

月经病病例汇总

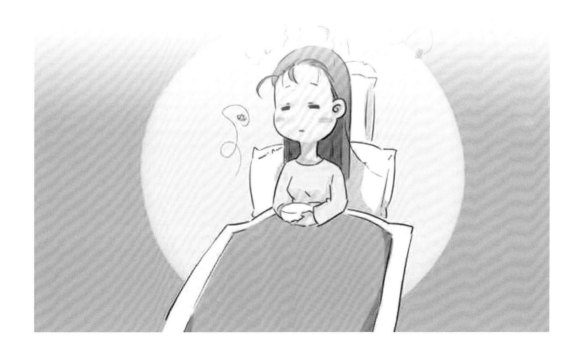

更年期综合征中医临床指南

一、术语

更年期综合征 climacteric syndrome。

二、规范性引用文件

本指南无规范性引用文件。

三、定义

更年期综合征是指妇女在绝经前后由于卵巢功能衰退引起的一系列以自主神经系统功能紊乱为主，伴有神经心理症状的一组症候群。又称"围绝经期综合征""绝经期综合征"。中医称之为"经断前后诸证"，亦称"绝经前后诸证"。

四、诊断

1.诊断要点

（1）病史

40～60岁的妇女，出现月经紊乱或停闭，或有手术切除双侧卵巢及其他因素损伤双侧卵巢功能的病史。

（2）症状

①月经改变

月经紊乱，如月经先期，量多或少，经期延长，崩漏，或月经后期，闭经。

②血管舒缩症状

烘热汗出，眩晕，心悸等。

③精神神经症状

烦躁易怒，情绪抑郁，失眠多梦，健忘多疑等。

④泌尿生殖系统症状

绝经后期会出现尿频尿急或尿失禁，阴道干涩，灼热，阴痒，性交疼痛等症状，还易反复发作膀胱炎。

⑤皮肤症状

皮肤干燥，瘙痒，感觉异常，或有蚁行感。

⑥骨、关节肌肉症状

绝经后期可出现肌肉、关节疼痛，腰背、足跟酸痛等症状，还易骨折等。

（3）体征

妇科检查绝经后期可见外阴及阴道萎缩，阴道分泌物减少，阴道皱襞消失，宫颈、子宫可有萎缩。

（4）辅助检查

①阴道细胞学涂片

阴道脱落细胞以底、中层细胞为主。

②生殖内分泌激素测定

绝经过渡期血清FSH > 10U/L，提示卵巢储备功能下降。闭经、FSH > 40U/L 且 E2 < 10 ~ 20 pg /ml，提示卵巢功能衰竭。

2.鉴别诊断

（1）高血压

舒张压及收缩压持续升高（ > 140 / 90 mm Hg），常合并有心、脑、肾等器官病变，更年期综合征患者血压不稳定，呈波动状态。

（2）冠心病

心电图异常，胸前区疼痛，可服用硝酸甘油使症状得到缓解，而更年期综合征患者胸闷、胸痛时服用硝酸甘油则无效。

（3）甲状腺功能亢进症

甲状腺功能亢进症患者血清TSH减低、FT4增高，而更年期综合征患者甲状腺功能正常。

（4）更年期精神病

更年期精神病患者以精神神经症状为最主要临床表现，往往比更年期综合征患者的精神神经症状严重。

五、辨证

1.辨证要点

更年期综合征以肾虚为主，常影响到心、肝、脾等脏腑，辨证时需注意有无水湿、痰浊、瘀血，之兼夹证。

2.证候

（1）肝肾阴虚证

绝经前后，月经紊乱，月经提前，量或多或少，经色鲜红；烘热汗出，眩晕耳鸣，目涩，五心烦热，口燥咽干，失眠多梦，健忘，腰膝酸痛，阴部干涩，或皮肤干燥、瘙痒、感觉异常，溲黄便秘；舌红，少苔，脉细数。

（2）肾虚肝郁证

绝经前后，月经紊乱，烘热汗出，精神抑郁；胸闷叹息，烦躁易怒，睡眠不安，大便时干时溏；舌红，苔薄白或薄黄，脉沉弦或细弦。

（3）心肾不交证

绝经前后，月经紊乱，烘热汗出；心悸怔忡，心烦不宁，失眠健忘，多梦易惊，腰膝疲软，精神涣散，思维迟缓；舌红，少苔，脉细或细数。

（4）肾阴阳两虚证

绝经前后，月经紊乱，经色暗或淡红，时而烘热，时而畏寒；自汗，盗汗，头晕耳鸣，失眠健忘，腰背冷痛，足跟痛，水肿便溏，小便频数；舌淡，苔白，脉沉细弱。

六、方药治疗

1. 治疗原则

调理肾中阴阳。

2.分证论治

（1）肝肾阴虚证

治法：滋养肝肾，育阴潜阳。

主方：杞菊地黄丸（《医级》）去泽泻。枸杞子、菊花、熟地黄、山药、山茱萸、牡丹皮、茯苓。

（2）肾虚肝郁证

治法：滋肾养阴，疏肝解郁。

主方：一贯煎（《续名医类案》）。地黄、北沙参、麦冬、当归、枸杞子、川楝子。

（3）心肾不交证

治法：滋阴降火，补肾宁心。

主方：天王补心丹（《摄生秘剖》）。去人参、朱砂，加太子参、桑椹、玄参、当归、天冬、麦冬、丹参、茯苓、五味子、远志、桔梗、酸枣仁、地黄、柏子仁。

（4）肾阴阳两虚证

治法：补肾，调补冲任。

主方：二仙汤（《中医方剂临床手册》）合二至丸（《医方集解》）。仙茅、淫羊藿、巴戟天、黄柏、知母、当归、女贞子、墨旱莲。

七、中成药

1.六味地黄丸

可适用于肾阴虚证。

2.杞菊地黄丸

可适用于肝肾阴虚证。

3.坤宝丸

可适用于肝肾阴虚证。

4.坤泰胶囊

可适用于心肾不交证。

5.龙凤宝胶囊

可适用于肾阳虚证。

月经后期中医临床指南

一、术语

月经后期 delayed menstruation

二、定义

月经后期是指月经周期延后7d以上，甚至3~5个月一行，经期正常，连续出现2个周期以上。

三、诊断

1.诊断要点

（1）病史

先天禀赋不足；工作压力较大或精神过度紧张；人工或药物流产史；减肥史；感寒饮冷等。

（2）症状

月经周期延后7d以上，甚至3~5个月一行，周期延后连续出现2个周期以上。

（3）体征

妇科检查了解子宫大小及排除妊娠等。

（4）辅助检查

①BBT测定

了解卵巢功能。

②B型超声检查

了解子宫情况。

③生殖内分泌激素测定

测定血清E2、P、卵泡刺激素（FSH）、黄体生成激素（LH）、垂体催乳激素（PRL），睾酮（T），来了解生殖内分泌功能。

④妊娠试验

排除妊娠。

2.鉴别诊断

（1）胎漏

有停经史，阴道少量流血，时出时止，或淋漓不断，而无腰酸腹痛或小腹下坠，妊娠试验阳性。

（2）并月

女子无病而月经每两月一至。

（3）早孕

有停经史和早孕反应，妊娠试验和B型超声检查可资鉴别。

四、辨证

1.辨证要点

除月经周期延后外，应根据月经的量、色、质及全身症状，结合舌脉，辨其虚、实、寒。

2.证候

（1）肾虚证

月经周期延后，量少，色淡暗，质清稀；面色晦暗或有暗斑，头晕耳鸣，腰膝酸软，夜尿频多；舌淡暗，苔薄白，脉沉细。

（2）血虚证

月经周期延后，量少，色淡红，质稀；面色苍白或萎黄，头晕眼花，心悸失眠，小腹绵绵作痛；舌淡红，苔薄，脉细弱。

（3）血寒证

①虚寒证

月经周期延后，量少，色淡，质清稀；小腹冷痛，喜暖喜按，腰酸无力，小便清长，大便溏薄；舌淡，苔白，脉沉迟无力。

②实寒证

月经周期延后，量少，色暗黑，夹有血块；小腹冷痛拒按，畏寒肢冷；舌暗，苔白，脉沉紧。

（4）痰湿证

月经周期延后，量少，经血夹杂黏液；平素带下量多，形体肥胖，脘闷呕恶，腹满便溏；舌淡胖，苔白腻，脉滑。

（5）气滞证

月经周期延后，量少，色暗红，或夹有小血块；小腹胀痛，或胸胁、乳房胀痛；舌淡红，苔薄白，脉弦。

五、治疗

1.治疗原则

以调整周期为主。虚证治宜补肾养血，或温经养血，实证治宜理气行滞。

2.分证论治

（1）肾虚证

治法：补肾益气，养血调经。

主方：当归地黄饮（《景岳全书》）。当归、熟地黄、山药、杜仲、牛膝、山茱萸、炙甘草。

（2）血虚证

治法：补血养营，益气调经。

主方：人参养荣汤（《太平惠民和剂局方》）。人参、白术、茯苓、炙甘草、当归、白芍、熟地黄、肉桂、黄芪、五味子、远志、陈皮、生姜、大枣。

（3）血寒证

①虚寒证

治法：温经扶阳，养血调经。

主方：温经汤（《金匮要略》）。吴茱萸、当归、白芍、川芎、人参、桂枝、阿胶、生姜、甘草、半夏、丹参、麦冬。

②实寒证

治法：温经散寒，活血调经。

主方：温经汤（《妇人大全良方》）。人参、当归、川芎、白芍、肉桂、莪术、牡丹皮、甘草、牛膝。

（4）痰湿证

治法：燥湿化痰，活血调经。

主方：苍附导痰丸（《叶天士女科诊治秘方》）。茯苓、陈皮、半夏、甘草、苍术、香附、胆南星、枳壳、生姜、神曲。

（5）气滞证

治法：理气行滞，活血调经。

主方：乌药汤（《兰室秘藏》）。乌药、香附、木香、当归、甘草。

3.中成药

乌鸡白凤丸：适用于气血两亏证。

定坤丹：适用于血虚证。

安坤赞育丸：适用于肾虚证。

女金胶囊：适用于血虚夹瘀证。

艾附暖宫丸：适用于虚寒证。

少腹逐瘀胶囊：适用于实寒证。

七制香附丸：适用于气滞证。

4.针灸疗法

（1）体针

主穴取气海、三阴交、归来。气海、三阴交用补法，归来用泻法。

（2）耳针

使用王不留行籽，选取子宫、卵巢、内分泌等穴。

（3）艾灸

血虚证选膻中、关元、子宫、内关、涌泉穴；肾虚证取八髎、归来、三阴交穴；血寒证取关元、八髎、三阴交、足三里穴；气滞证选关元、命门、肩井、太冲穴。

月经先后不定期中医临床指南

一、术语

月经先后不定期（irregular menstrual cycle）。

二、定义

月经先后不定期是指月经周期时或提前时或延后1~2周，连续出现3个周期以上。

三、诊断

1.诊断要点

（1）病史

七情内伤史；房劳多产史。

（2）症状

月经周期提前或延后1~2周，经期、经量正常，连续出现3个周期以上。

（3）体征

妇科检查了解子宫大小及排除妊娠等。

（4）辅助检查

①BBT测定

了解卵巢功能。

②B型超声检查

排除子宫器质性病变。

③生殖内分泌激素测定

测定血清E2，P，FSH，LH，PRL，T，来了解生殖内分泌功能。

④妊娠试验

排除妊娠。

2.鉴别诊断

（1）月经先期

月经周期提前1~2周，并连续出现2个月经周期以上，无周期延后。

（2）月经后期

月经周期延后7d以上，甚至3~5个月一行，并连续出现2个周期以上，无周期提前。

四、辨证

1.辨证要点

根据月经的量、色、质及全身症状，结合舌、脉综合分析。

2.证候

（1）肾虚证

月经周期先后不定，量少，色淡暗，质清稀；头晕耳鸣，腰膝酸软，小便清长，夜尿频多；舌淡，苔白，脉沉细。

（2）肝郁证

月经周期先后不定，经量或多或少，色暗红，有块，经行不畅；胸胁、乳房、少腹胀痛，脘闷不舒，时欲叹息；舌质正常，苔薄白或薄黄，脉弦。

五、治疗

1.治疗原则

补肾疏肝，调理冲任。

2.分证论治

（1）肾虚证

治法：补肾调经。

主方：固阴煎（《景岳全书》）。人参、熟地黄、山药、山茱萸、菟丝子、远志、五味子、炙甘草。

（2）肝郁证

治法：疏肝调经。

主方：逍遥散（《太平惠民和剂局方》）。柴胡、白术、茯苓、当归、白芍、甘草、薄荷、生姜。

3.中成药

安坤赞育丸：适用于肾虚证。

逍遥丸：适用于肝郁证。

加味逍遥口服液：适用于肝郁化热证。

4.针灸疗法

（1）体针

主穴取关元、三阴交、肝俞。肝俞用泻法，其余用补法。

（2）耳针

使用王不留行籽，选穴子宫、卵巢、内分泌等。

月经先期中医临床指南

一、术语

月经先期 advanced menstruation

二、定义

月经先期是指月经周期提前1~2周，经期正常，连续2个周期以上。

三、诊断

1.诊断要点

（1）症状

月经周期提前1~2周，连续出现2个月经周期以上，经期基本正常。

（2）体征

妇科检查盆腔无明显器质性病变。

（3）辅助检查

①基础体温BBT测定

黄体功能不足者，BBT呈双相型，但黄体期少于11d，或排卵后体温上升缓慢，上升幅度<0.3℃。

②诊断性刮宫

经前或月经来潮6h内诊刮，子宫内膜病理检查呈分泌反应不良。

③生殖内分泌激素测定

测定血清雌二醇（E2）、孕酮（P），来了解卵巢功能。

2.鉴别诊断

（1）经间期出血

常发生在月经周期第12~16d，出血量较少，持续数小时或2~3d，或表现为透明白带中夹有血丝，月经周期、经期、经量均正常。BBT测定可助鉴别。

（2）崩漏

月经先期同时伴有月经过多者，需与崩漏鉴别。崩漏是月经周期、经期和经量均发生严重紊乱，量多如崩，或量少淋漓不断。月经先期伴月经过多虽周期改变但提前不超过2周，经量虽多但经期正常且能自止。

四、辩证

1 辨证要点

根据月经周期提前及月经量、色、质的变化，结合全身症状、舌脉以辨虚、实、热。

2.证候

（1）脾气虚证

月经周期提前，经量或多或少，色淡红，质清稀；神疲乏力，面色萎黄，气短懒言，倦怠嗜卧，小腹空坠，纳少便溏，语声低微，脘闷腹胀；舌淡胖，边有齿痕，苔薄白，脉缓弱。

（2）肾气虚证

月经周期提前，量或多或少，色淡暗，质清稀；腰膝酸软，头晕耳鸣，面色晦暗或有暗斑，精神不振，夜尿频多，小便清长；舌淡暗，苔薄白，脉沉细。

（3）阴虚血热证

月经周期提前，量少，色鲜红，质稠；手足心热，咽干口燥，两颧潮红，潮热盗汗，心烦不寐，口舌糜烂；舌质红，少苔，脉细数。

（4）肝郁血热证

月经周期提前，量或多或少，色深红或紫红，有血块，质稠，经行不畅；烦躁易怒，胸胁胀满，乳房或少腹胀痛，善太息，口苦咽干；舌质红，苔薄黄，脉弦数。

（5）阳盛血热证

月经周期提前，量多，色深红，质稠；口渴，喜冷饮，面红唇赤，心烦，溲黄便结；舌质红，苔黄，脉滑数。

五、治疗

1.治疗原则

重在调整月经周期。

2.分证论治

（1）脾气虚证

治法：补脾益气，固冲调经。

主方：补中益气汤（《脾胃论》）。人参、黄芪、炙甘草、当归、陈皮、升麻、柴胡、白术。

（2）肾气虚证

治法：补肾益气，固冲调经。

主方：固阴煎（《景岳全书》）。人参、熟地黄、山药、山茱萸、菟丝子、远志、五味子、炙甘草。

（3）阴虚血热证

治法：养阴清热调经。

主方：两地汤（《傅青主女科》）。地黄、地骨皮、玄参、麦冬、阿胶、白芍。

（4）肝郁血热证

治法：疏肝清热，凉血调经。

主方：丹栀逍遥散（《内科摘要》）。牡丹皮、栀子、当归、白芍、柴胡、白术、茯苓、炙甘草、炮姜炭、薄荷。

（5）阳盛血热证

治法：清热凉血调经。

主方：清经散（《傅青主女科》）。牡丹皮、地骨皮、白芍、熟地黄、青蒿、黄柏、茯苓。

3.中成药

补中益气丸：适用于脾气虚证。

五子衍宗丸：适用于肾气虚证。

固经丸：适用于阴虚血热证。

加味逍遥口服液：适用于肝郁血热证。

4.针灸疗法

（1）体针

气虚证选脾俞、肾俞、足三里穴，用补法；阴虚证选肝俞、三阴交穴，用补法；血热证选血海、三阴交穴，用泻法。

（2）耳针

主穴为子宫、卵巢、内分泌区。气虚证加脾区、肾区；阴虚证加肝区。

中医辨证论治经水早断医案1则
——肾气亏虚、冲任失调证

一、病史信息

1.一般信息

患者慕某，女，42岁，因"月经稀发、周期不规律1年"于2022年4月17日就诊。

2.病史

月经稀发、周期不规律1年，服用黄体酮时月经来潮，来时伴痛经，喜温、怕冷，停药后月经停闭，末次月经2022年3月5日，舌淡，苔白，脉数。甘肃省中医院查性激素六项：促卵泡激素（FSH）：90.18mIU/ml；促黄体生成素（LH）：46.93IU/L，雌二醇（E2）：＜5.00pg/ml，孕酮（PROG）：6.380ng/ml，睾酮（TESTO）＜0.025ng/ml，垂体催乳素（PRL）：388.30mIU/ml。

辨病：经水早断。

辩证：肾气亏虚，冲任失调。

治法：益肾健脾，活血通络，调理冲任。

方药：自拟膏方。

药物组成：

党参20g	白术15g	茯苓30g	炙甘草6g
当归20g	生地黄20g	川芎10g	赤芍10g
黄芪20g	鹿角胶15g（烊化）	女贞子10g	墨旱莲10g
土茯苓15g	土鳖虫5g	川牛膝20g	盐杜仲30g
木香10g	菟丝子30g	通草5g	路路通10g
知母10g	大枣10g	柴胡15g	郁金15g
麸炒枳壳20g	白芍15g		

10剂，临方加工，每次1勺，每天2次口服。

二、疾病转归

2022年5月29日二诊，月经仍未来潮，外院妇科彩超：子宫内膜11mm，予逍遥散加减，处方如下：

当归15g	白芍10g	柴胡15g	茯苓15g
甘草10g	干姜6g	薄荷10g（后下）	白术10g
醋香附10g	土鳖虫15g	路路通15g	炒王不留行15g
桃仁15g	红花10g		

6剂，每日1剂，水煎早晚2次分服。

2022年6月8日三诊，月经未来潮，监测性激素六项：促卵泡激素（FSH）：28.40mIU/ml；促黄体生成素（LH）：11.66IU/L，雌二醇（E2）：20.26pg/ml，孕酮（PROG）：0.076ng/ml，睾酮（TESTO）＜0.025ng/ml，垂体催乳素（PRL）：276.30mIU/ml。继续予自拟膏方原方10剂口服。

2022年7月6日四诊，当日月经来潮就诊，自诉月经量少，舌尖稍红，脉细数，予温经汤加减以温经通络，养血祛瘀；处方如下：

吴茱萸6g	川芎10g	当归15g	白芍15g
半夏10g	麦冬10g	猫人参10g	炙甘草6g
阿胶10g（烊化）	牡丹皮10g	肉桂3g（后下）	干姜15g
路路通15g	土鳖虫15g	炒王不留行15g	桃仁15g

12剂，每日1剂，水煎早晚2次分服。

同时继在原方基础上合用白茯苓30g，桃仁10g，继予膏方5剂口服。后因疫情原因患者为未规律门诊面诊。12月15日就诊，自诉服用30剂膏方后月经每月按期而至，月经量少，周期短。

临证体会

女性月经病病机不外乎"虚"和"郁"，闭经根本原因在于肾气亏虚冲任失调，《傅青主女科》："经水出诸肾"，经水源于肾，肾气盛则太冲脉盛，太冲脉盛则月经来潮。若肾气不足，则太冲脉虚以致闭经。柴松岩提出，肾气为月经产生之动力，肾气包含肾阴肾阳，肾阴为阴血之源，肾阳为阳气之本，鼓动血海，故月事以时下。肾气亏虚，肾精不足，阳气亏虚，经水早断。《医学正传》言："月经全籍肾水施化，肾水既乏，则经血日益干涸，"肾精亏虚，经水无所生，女子日渐衰老。《傅青主女科》又言："肾水之化，实有关于心肝脾。"盖因闭经产生其主在肾，与心肝脾密切相关，肝藏血，肾藏精，精血同源，天癸所生。脾胃为后天之本，肾精充盈有赖于脾胃运化水谷精微，充盈冲任之脉。心与肾一阴一阳，分居上下，平衡阴阳。因此经水早断发生其主在肾，与心肝脾有关。同时，患者经血乏源，月事不来，血行阻滞不通，日久又形成血瘀之证。治疗上强调肝脾同调，温肾益精，补益气血，活血通络，调理冲任。膏方是中医传统方剂"丸、散、膏、丹、酒、露、汤、锭"8种剂型之一，早在汉代就已经被使用，经过历代发展，膏方逐渐成熟。具有组方大，善滋补，善治慢病的特点，经水早断属于慢性虚损类疾病，病程较长，膏方具有善治慢性虚损病特点，故适用。组方原则主要是以益气养血，健脾补肾，疏肝健脾，活血通络为主。和万物生长类似，女性胞宫为土地，月经乃其中之杂草废料，其生成有赖于气血，肾精滋养，生长有赖于肾阳温化，排出有赖于肾阳鼓动。若外邪侵袭或内在不足，则土地贫瘠，月经难以生成，故经水早断。因此使用膏方调理对经水早断具有良好疗效。

中医辨证论治绝经前后诸症医案 1 则
——肝郁气滞证

一、病史信息

1.一般信息

患者姜某，女，53岁，于2022年6月12日初诊，患者因"颈部汗1年余"来甘肃省中医院内分泌科就诊。

2.病史

刻下症见：颈部汗出，扪之潮湿，喜嗳气，颜面部斑，胃脘部隐痛不适，怕热，自觉气短，睡眠差，易醒，大便稀溏，2~3 次/d。舌质暗淡，苔薄白，边有齿痕，脉沉细无力。

舌象：

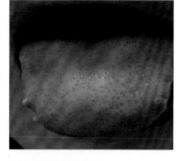

诊断：绝经前后诸症。

证型：肝郁气滞证。

治法：疏肝益气，活血安神。

方药：柴胡桂枝龙骨牡蛎汤加减。

药物组成：

生姜 9g	大枣 20g	炙甘草 15g	龙骨 30g（先煎）
牡蛎 30g（先煎）	黄芩 15g	浮小麦 50g	麻黄根 15g
当归 15g	茯神 30g	槟榔 3g	炒鸡内金 15g
炒白芍 15g	柴胡 20g	桃仁 15g	桂枝 15g

共6剂，每日2次，一次1剂，早晚饭后冲服。

二、疾病转归

2022年6月24日二诊，患者自诉颈部汗出较前稍减少，胃脘部仍有不适，怕热，自觉气短，睡眠稍改善，易醒，大便稀溏，2~3次/d，舌质暗淡，苔薄白，边有齿痕，脉沉细无力。

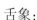 舌象：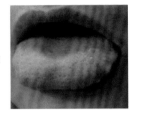

调方如下：

大枣20g	炙甘草15g	牡蛎30g	黄芩15g
浮小麦30g	当归15g	茯神30g	炒鸡内金30g
柴胡20g	桃仁15g	桂枝15g	附子10g（先煎）
牡丹皮10g	干姜10g	赤芍10g	

6剂，每日2次，分2次服用，免煎，200ml，中药口服。

临证体会

《素问·上古天真论》曰："女子七岁，肾气盛，齿更发长；二七而天癸至，任脉通，太冲脉盛，月事以时下，故有子......七七任脉虚，太冲脉衰少，天癸竭。地道不通，故形坏而无子也。"这是女性生长发育、生殖与衰老的规律，多数妇女可以顺利渡过所谓"七七"时期，但部分妇女由于体质因素、产育/劳逸、社会环境、精神因素等方面原因，不能很好的调节身体上的变化，使得肾阴阳平衡失调而导致本病。该患者因工作压力，劳累耗气，可见上述症状，故予柴胡桂枝龙骨牡蛎汤加减。复诊时患者自觉上述症状减轻，故加用附子温阳化气，丹皮/赤芍凉血活血。柴胡桂枝龙骨骨牡蛎汤出自《伤寒论》，上方中柴胡和解少阳，宣畅枢机之用，配桂枝通阳透达，助其转出里邪；重用龙骨、牡蛎重镇安神，定惊止烦；麻黄根、浮小麦益气敛阴，配合槟榔、桃仁行气活血，全方共奏疏肝益气，活血安神之功。

参考文献

[1] 王成朋，黄生维，王淑美等.玉液汤治疗糖尿病及其并发症临床应用概述 [J].实用中医药杂志，2022，38（05）：886-888.

[2] 林珊珊，马昀.麻黄连翘赤小豆汤合五皮饮治疗急性肾炎86例 [J].四川中 医，2015，33（10）：117-118.

[3] 裴国超，陈志强，马赟等.黄芪-生地治疗糖尿病肾病作用机制的网络药理学 研究 [J].中国中西医结合肾病杂志，2022，23（09）：786-788+849.

[4] 顾成娟，杨才佳，王涵.仝小林使用天花粉、知母、葛根降糖经验 [J].吉林 中医药，2021，41（04）：458-460.

[5] 白红霞，高云峰，杨瑞娟，苟凌芳，武艳蓉，赵金柱，张东鹏.生芪降糖方联 合二甲双胍缓释片治疗气阴两虚型2型糖尿病的疗效研究 [J].中国临床新医学， 2021，14（10）：1004-1008.

[6] 田会东，王静，郭丽娜等.基于网络药理学的"苍术-玄参"药对抗2型糖尿 病作用机制研究 [J].中国现代应用药学，2020，37（02）：165-169.

[7] 世界中医药学会联合会.SCM 0008-2011 国际中医医师专业技术 职称分级标准 [S].北京：人民卫生出版社，2011.

[8] 肖承悰.中医妇科临床研究 [M].北京：人民卫生出版社，2009：123-130.

[9] 谢幸，孔北华，段涛.妇产科学 [M].9版.北京：人民卫生出版社，2018： 353-356.

[10] 刘雁峰，肖承悰，王铁枫，等.更年期综合征中医用药特点、症状及证型分 布的现代文献分析 [J].北京中医药大学学报，2008，31（2）：125-130.